吴兆祥 医案

吴兆祥 著　　吴中云 整理

U0273113

中国中医药出版社

·北 京·

图书在版编目（CIP）数据

吴兆祥医案 / 吴兆祥著；吴中云整理 . —北京：中国中医药出版社，2017.1

ISBN 978-7-5132-3791-8

Ⅰ.①吴… Ⅱ.①吴… ②吴… Ⅲ.①医案—汇编—中国—现代 Ⅳ.① R249.7

中国版本图书馆 CIP 数据核字（2016）第 274611 号

中国中医药出版社出版

北京市朝阳区北三环东路 28 号易亨大厦 16 层

邮政编码　100013

传真　010 64405750

三河市鑫金马印装有限公司印刷

各地新华书店经销

开本 880×1230　1/32　印张 5.5　字数 118 千字

2017 年 1 月第 1 版　2017 年 1 月第 1 次印刷

书号　ISBN 978－7－5132－3791－8

定价　28.00 元

网址　www.cptcm.com

社长热线　010 64405720

购书热线　010 64065415　010 64065413

微信服务号　zgzyycbs

书店网址　csln.net/qksd/

官方微博　http：//e.weibo.com/cptcm

淘宝天猫网址　http：//zgzyycbs.tmall.com

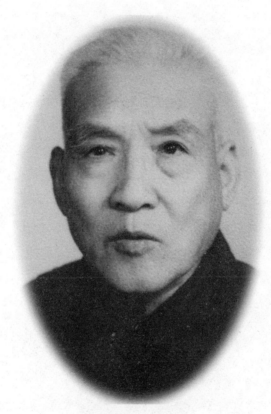

吴兆祥（1895—1987）

我的父亲吴兆祥

（代序）

每当春风吹拂大地的时候，我便不由自主地怀念起在这美好季节里告别人世的父亲——一位走过约50年杏林春秋的老中医。在近半个世纪的行医生涯中，他为拯救病人而忘我地工作，不尚空谈，脚踏实地，体现了那个时代中医大夫的品格风范。

师从名医施今墨、汪逢春

我的父亲吴兆祥，字子祯，1895年出生于河北沧州。我的爷爷曾开过一家小药铺，父亲从小在家中接受着中医药氛围的熏染。然而，直到父亲37岁的时候，有幸投师于北京名医施今墨先生，才真正开始走上学医的道路。父亲30多岁时患了严重的头痛病，加上被医生误治，病情逐渐加重，幸而求治于施今墨先生，治好了父亲的病。父亲对施先生高超的医术和高尚的医德深为钦佩，便有意拜施先生为师。恰值施先生创办的华北国医学院招生，父亲就报考了这所学校，从此走上了学医之路。

施今墨先生是中西医汇通的积极

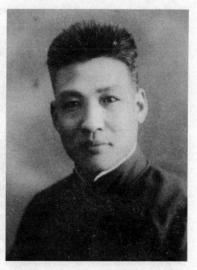

就读于华北国医学院时的吴兆祥

倡导者。在华北国医学院的4年学习期间，父亲不仅学习了中医学基础和临床各科内容，还学习了西医的病理、解剖等知识。在教学中，施今墨先生特别注重医理与实践相结合。学院附设诊所，施先生亲自应诊，并现场为学生讲解。当年侍诊于施师之侧，亲耳聆听施师教诲的情景，给父亲留下了永生难忘的印象。40多年后，1981年施今墨先生百年诞辰之际，父亲曾满怀深情地作诗一首，缅怀自己的恩师：

祖国医学感云天，先师阐教几十年。

中西汇通早倡导，救死扶伤犹华扁。

百周今朝齐相聚，讴歌丰碑在人间。

神州桃李千秋颂，天长地久万古传。

华北国医学院的学生，主要来自北京及其周边地区，其中河北籍的学生较多。当年父亲进入华北国医学院时，已过而立之年，同学们都叫他老大哥。父亲正直的品行、倜傥的风度和丰厚的学识，受到同学们的

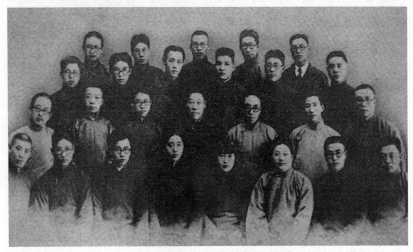

华北国医学院第二期学员毕业照
（第三排左起第四人为吴兆祥）

敬重。第二期学员毕业前夕，父亲的同学杨观浩撰写了一篇评介父亲的短文。文中写道："吴君兆祥，冀之沧州人。先世以耕读积庆，学术文章，渊源可叙。君尝攻经史，文藻颇有可观，卓荦倜傥，凛然有豪气。其心其志，唯期拯救平民，于是锐心医道，而于小儿科尤为登堂入室。忧人之忧，乐人之乐，君斯有之。君年长于全班，而品学又为吾侪冠，故同学辈咸以哥哥称之。"

1936年，父亲以优异的成绩从华北国医学院毕业，经当时的卫生行政当局考试，取得了行医资格。此后，父亲曾先后在北京、天津等地行医。为进一步提高自己的医学造诣，父亲进入了汪逢春先生创办的医学讲习所，随汪逢春先生临诊数年。汪逢春先生与施今墨、萧龙友、孔伯华并称"北京四大名医"。我的父亲能够师从"北京四大名医"中的两位，可以说是很幸运的。此外，父亲还参加了上海名医恽铁樵先生的中医函授学校的学习。对另一位沪上名医丁甘仁先生，父亲也很崇敬，经常阅读丁甘仁先生的医著。因此，父亲的医术得到了长足的提高。

救死扶伤，鞠躬尽瘁

新中国成立后，中医药事业得到了党和政府的重视和扶持。1951年，北京成立了中医进修学校，哈玉民任校长。父亲于1953年10月至该校进修学习1年。当时参加进修的中医大夫年龄大都在40岁以上，最大的已近70岁。从中医进修学校毕业时，父亲已经年近花甲，但却感觉自己年轻了许多。那种如沐春风的感受令父亲长久不能忘怀。后来，父亲常说："我行医近50年，在新中国成立前，中医大夫受着种种压迫，抬不起头来，工作、生活境况都很困难；新中国成立后，毛主席、共产党制定了中医政策，使中医大夫'重见光明'。中医大夫能进入大医院与西医合作为病人服务，更是意想不到的，这都是毛主席提高了中医的地位。"

在新中国成立初期，党和政府为发展中医事业，有计划地将药店坐堂的中医大夫分配到各市、区属医院工作，我父亲就被分配到了北京同仁医院。昔日备受歧视的中医大夫，终于堂堂正正地踏入正规医院的大门，这不能不令父亲有"重见光明"的感慨。感慨之余，父亲加倍努力地工作，履行着自己救死扶伤的天职。

当时，同仁医院这样的综合医院里中医科不分内、外、妇、儿、五官、肿瘤等专科。中医大夫们是名副其实的"全科医生"，求诊的病人每天都络绎不绝。许多西医治疗效果不好的病人，更是把康复的希望寄托在中医上。因此，父亲的诊务之繁重是可想而知的。繁忙的诊疗工作经常持续到下班后仍不能结束。看着还在排队等候的病人，父亲从来不因为时间已晚而有丝毫的草率，总是认真细致地诊治。在我的记忆中，父亲生活中最重要的事情就是去医院为患者看病，解除患者的痛苦。1969年9月，我就要离开北京去内蒙古生产建设兵团了。我从来没有离开过父母。在离家前的最后一个夜晚，我在朦胧中听见父亲跟我母亲说，明天很想去车站送我，可是不能耽误上班，就不去了。清晨，父亲像往常一样，匆匆上班去了。我望着晨曦中父亲的背影，心中涌起无限的惆怅。唯有默默祝愿，愿父亲平安健康。

1974年，父亲从同仁医院的工作岗位退下来，回到家中开始了退休生活。然而，作为一位乐于奉献的老中医，我的父亲其实是退而不休的。常有街坊邻里或亲朋好友介绍的病人来家中求医，对此，父亲都是一丝不苟地义务为他们诊治。后来，父亲与街道居委会的"红医站"合作，在那里开设半天的门诊。在"红医站"一间小小的平房里，父亲接诊了四面八方前来求治的患者。那时，父亲看一位患者仅收入5分钱。尽管收入如此菲薄，但年迈的父亲仍然一丝不苟，为病人巧拟良方。除了诊脉开方之外，父亲还耐心嘱咐患者配合治疗的注意事项，介绍预防保健的知识。在退休后的日子里，父亲又治愈了很多患有疑难病证的患者。我的父亲就是这样不为名利、不计报酬，只为解除患者的病痛，无怨无悔地奉献着自己的余生。

1975年前后，我从内蒙古兵团回到北京，也在"红医站"协助父亲接待患者。有一次，父亲接诊了一位病情危重的患者。考虑到患者行动不便，八旬高龄的父亲竟亲自到患者家中为其诊治。后来，父亲又多次让我将调整的处方给这位患者送到家里去。有一次，天上下着瓢泼大雨，父亲又让我去给这位患者送处方。我冒着雨赶到患者家，衣服已经湿透了。能够为我敬爱的父亲做一些事，我是心甘情愿的。令我们无比欣慰的是，父亲精湛的医术最终从死亡线上拯救了这位患者。

读书学习是终生的乐趣

学海无涯，医术无止境。父亲终生热爱着自己的医生职业，也终生为提高自己的医术而努力着。父亲能够妙手回春，成功地治愈许多疑难病证，除了恩师的教诲之外，亦是他刻苦学习研究中医药理论、在实践中不断摸索的结果。他下班回到家中，业余时间总是以读书、看报为乐。许多医书被他常年反复翻阅，书角都破损了。直到古稀之年，父亲还自费订阅并经常研读中医杂志，从中了解中医药的发展情况，学习同道们的医疗经验。父亲晚年一直保持着看书、学习的习惯，也是为了防止思想退化，以便在为患者诊病时有敏捷的头脑。父亲在看书的时候，还常做些笔记和摘要，那一行行工整清晰的小字，真让人想不到是出自一位耄耋老人之手。我觉得，父亲终生保持着这种勤勉的学习习惯，是有一种内在动力的，那正是一名医生对自己职责终生不渝的信守。

父亲视历代中医大师的典籍为至宝，不但自己从中汲取教益，还竭尽所能、想方设法让大师们的著作流传下去。1974年，"文革"的风潮还在继续，父亲冒着风险，颇费周折，在亲戚的帮助下，把自己保存的一本《丁甘仁医案》交由河北省沧州地区革命委员会翻印出版。这本医案对中医临床很有意义。该书在沧州翻印出版后，父亲把书全部送给了中医界人士。父亲一生推崇丁甘仁先生的医术，翻印出版《丁甘仁医案》，也是了却了自己的一个夙愿。

淡泊质朴、顺应自然的养生之道

我父亲在80岁高龄时才从工作岗位上退休，年近90岁时仍然能够为患者诊病。父亲的健康长寿，得益于他淡泊质朴、顺应自然的养生之道。

从河北农村来到京城，父亲在繁华的都市生活了七八十年，却一直保持着俭朴的生活作风。我的记忆中，父亲的衣着总是质朴而整洁。他上下班时穿制服，回家以后就换上中式的布衣。天长日久，衣服磨损了，洗得褪了颜色，但父亲仍是那么爱惜地穿着。父亲非常勤俭，从不轻易扔一点儿东西，连包药用过的纸都要整整齐齐地压在椅垫下，以便随时取用。就连一小段绳子，他也要将顺后放在专门的地方，以备不时之需。

父亲喜食五谷杂粮，终生遵循古人的"饮食自倍，肠胃乃伤"的养生名言，吃饭定时定量，只吃七八分饱。我的母亲虽然比父亲小10多岁，但在生活上一直精心地照顾父亲。老两口相濡以沫，这也是父亲能够长寿的原因之一。

父亲年轻时喜爱体育运动，到了晚年，仍坚持每天散步。下班回

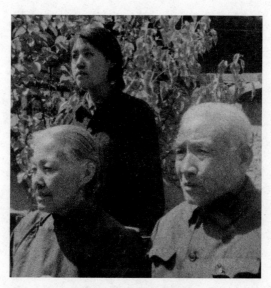

吴中云与父亲、母亲合影

家,父亲还做点儿力所能及的家务劳动。退休后,他经常一个人到北京郊区的香山、颐和园等处游览,在大自然中陶冶身心。

父亲能够长寿,还得益于他善于在纷繁复杂的社会生活中固守自己的精神追求。在92年的人生历程中,父亲经历过战争年代的动荡、政治运动的冲击及家庭的变故,对此,他都能勇敢面对,让自己主动适应生活。处于逆境的时候,他总是以乐观的心态寻找生活中的希望,在治病救人的职守中找到精神的归宿和依托。

如今,父亲辞世已近30年,但是他那高大的身躯,那凝神定智、殚精竭虑为患者治病的形象依然历历在目。父亲亲历了20世纪中医事业的变迁,他的一生亦可映衬出近百年来中医学的发展之光。

吴中云

2016年10月

目录

第一章　消化系统疾病

十二指肠溃疡兼贫血
——心脾不足，大便出血过多案

【病例】

朱某，男，24岁。1980年4月25日，初诊。

患者有十二指肠球部溃疡病史一两年，贫血，面黄而瘦，大便带血，头晕心慌，口苦而渴，盗汗，周身浮肿伴荨麻疹，刺痒。舌边绛苔薄腻，脉细弦弱、略数。

此属心脾不足之便血。拟归脾汤佐止血之剂。

太子参15g，炒当归10g，生黄芪15g，黄芩炭8g，生地炭8g，炒白芍15g，地榆炭8g，黑芥穗6g，桂圆12g，银柴胡6g，炒白术10g，云苓12g，白鲜皮10g，木香6g，煅牡蛎15g（先煎），炙甘草10g，远志6g。5剂，早、晚饭前服药。

1980年5月3日，二诊。

患者服药后，大便已调、下血已止，但仍贫血，血红蛋白60g/L，纳食渐香，舌苔薄，脉有滑象。荨麻疹已愈。再以前法加减。

党参20g，炒地榆8g，炒白术10g，炙甘草10g，当归10g，桂圆15g，木香7g，砂仁6g，炒白芍12g，云苓12g，焦谷芽6g，焦麦芽6g，川芎5g。5剂，早、晚各服1次。

1980年5月19日，三诊。

患者服药后，饮食、二便均好转，血红蛋白也逐渐上升，但尚未恢复正常。舌苔白，脉渐弦滑。再以前法补养气血。

党参15g，炒白芍12g，川芎6g，木香7g，炙甘草12g，太子参15g，炒白术10g，云苓12g，首乌藤10g，砂仁6g，当归10g，桂圆15g，炒地榆8g，炒谷芽10g，炒麦芽10g，红枣5枚，紫河车10g，白及片10g。5～10剂，早、晚各服1次。

【吴兆祥按】

该患者患十二指肠球部溃疡，大便带血、面黄瘦、贫血、心慌、浮肿、盗汗，并伴有荨麻疹，脉细弦弱、略数，曾在医院治疗一两年未愈，转而来我处治疗。患者仅24岁即患如此严重之病，可见心脾不足，大便出血过多，乃至贫血、身体衰弱。因此，选用人参归脾汤加味治疗。患者服药20余剂，病即复原。

十二指肠溃疡兼反酸

——心脾不足，风湿性心脏病术后案

【病例】

及某，46岁，男。1973年5月22日，初诊。

其患风湿性心脏病、二尖瓣狭窄，去年9月行手术治疗。患

者既往有十二指肠溃疡病史，反酸，胃纳不佳，大便偏溏，夜寐差，舌苔薄白，脉细弦数弱，律不齐。

此属心脾不足，运化失职，拟以人参归脾汤加减。

党参15g，法半夏10g，当归10g，远志6g，炙甘草6g，云苓12g，良姜6g，吴茱萸4.5g，焦谷芽10g，焦麦芽10g，白豆蔻4.5g，白术10g，炒白芍10g，海螵蛸12g，桂枝6g，玉竹12g，木香6g。水煎服，早、晚各服1次。

配服药面方：海螵蛸60g，良姜20g，肉桂10g，云苓30g，当归15g，吴茱萸10g，焦神曲30g，生甘草30g，法半夏15g，陈皮15g，白豆蔻10g，党参30g。共研细末，每次服1.5g，每日服3次，均在饭后1小时服用。

嘱患者严忌生冷食物、茶水，以及味酸、油腻、甜黏食物。

【吴兆祥按】

此案例属心脾不足、胃酸过多，因而运化失职，导致的心阴、心阳衰弱。拟以人参归脾汤加味，徐徐服用，自能有效。除服汤药外，患者需每日配服药面，不可间断。

十二指肠溃疡兼反酸
——心脾阳虚案

【病例】

范某，男，55岁。1973年4月22日，初诊。

患者十二指肠球部溃疡病史多年，胃纳不多，时有脘胀，大便较溏，日2～3次，睡眠尚好。舌苔糙厚，脉细弦濡。此属心脾不足，消化力弱。拟以归脾汤加减。

党参10g，当归6g，焦三仙各10g，白豆蔻3g，云苓12g，清半夏10g，炒白芍6g，炮姜4.5g，白术10g，木香4.5g，山药12g，桔梗6g，炙甘草6g，吴茱萸4.5g，陈皮3g。3剂。

配服香砂养胃丸，早服6g；参苓白术丸，晚服6g。

配服药面方：党参15g，良姜10g，肉桂6g，沉香6g，云苓15g，海螵蛸30g，焦曲15g，白术15g，法半夏10g，吴茱萸4.5g，白豆蔻10g，香橼10g，甘草18g。共研细末，每次服1.2g，每天服3次，均在餐后2小时服。

嘱患者忌茶水，以及生冷、味酸、油腻、甜黏食物。

1973年5月13日，二诊。

患者胃纳较少，大便日2～3次，夜寐尚好，舌苔薄腻，两脉细弱。患者心脾不足，再以人参归脾汤加减。

生黄芪15g，白术10g，当归10g，焦神曲10g，五味子6g，党参10g，法半夏10g，炮姜4.5g，山药12g，生姜2片，云苓12g，白芍10g，桂枝3g，木香3g，吴茱萸6g，红枣3个。5剂。

【吴兆祥按】

该患者十二指肠球部溃疡多年未治愈，经朋友介绍来到我的门诊。参照脉证，辨证属心脾阳虚之证。初诊应用中药汤剂、中成药还有药面方，服3周病情有所好转，不过病已多年，恢复较慢，故二诊又开了中药汤剂处方。患者应连续服用，注意忌口才可收获桴鼓之效。

十二指肠溃疡兼胃痛

——十二指肠溃疡病史 10 余年案

【病例】

梁某，男，41岁。1976年2月8日诊。

患者有十二指肠溃疡病史10余年，曾服归脾汤治疗，胃痛与十二指肠溃疡好转，为巩固疗效来到门诊求治。患者胃纳较前增加，大便已调，舌苔渐化，脉细弦略滑。

党参60g，当归30g，半夏20g，炙甘草30g，五味子15g，云苓30g，白及10g，山楂炭30g，炒谷芽45g，炒麦芽45g，桂枝10g，赤芍18g，白芍18g，乳香10g，没药10g，乌梅炭10g，鸡内金15g，炒吴茱萸4.5g，炒川连3g，紫河车60g，瓜蒌仁15g，桃仁15g，丹参30g，佛手15g，白豆蔻12g，炒白术30g。共研细末，每次服4.5g，日服3次，餐前服。

【吴兆祥按】

患者41岁，患十二指肠溃疡病10余年，先服归脾汤诸恙好转，再以前法加强，配制药面服用，得以根治。

十二指肠溃疡

——大便带血案

【病例】

王某，男，27岁。1974年8月15日，初诊。

患者患胃炎继而发现十二指肠球部溃疡，大便干，隐血（＋），脘腹胀痛，打嗝时吐酸，不思饮，心悸，梦多，尿黄。舌苔薄，脉细弦略数。

此属心脾不足，消化无权。拟以归脾汤加减，配药面服用。

太子参30g，枳壳10g，白术18g，远志15g，海螵蛸30g，当归30g，吴茱萸6g，鸡内金18g，云苓30g，白及片10g，白芍30g，瓦楞粉30g，焦谷芽30g，焦麦芽30g，柏子仁30g，煅牡蛎18g，丹参30g，焦六曲18g，仙鹤草15g，地榆炭15g，甘草12g，砂仁10g，半夏18g，木香15g，乌药15g。共研细末，每次服一钱，早、午、晚各服1次。

【吴兆祥按】

患者27岁，患胃炎伴十二指肠溃疡，大便隐血（＋），脾不养血，无以养心，进而影响心血，出现心悸、梦多。该患者的治疗除应服用药面方外，还需严格忌茶水，以及进食生冷、酸物、煎炸食物、甜黏油腻之物等，如能遵照调理，坚持一二年，定可康复。若是饮食不节，概不忌口，则不仅旧病易复发，且易加重。

十二指肠球部溃疡兼胃下垂

——心脾不足，消化失职案

【病例】

李某，男，57岁。1978年7月25日，初诊。

患者十二指肠球部溃疡及胃下垂病史15年，时有反酸，大便偏干。舌苔薄，脉细弦滑，左部弱。

此属心脾不足，消化失职。

党参12g，法半夏10g，桃仁6g，杏仁6g，木香6g，云苓15g，海螵蛸12g，焦谷芽10g，焦麦芽10g，远志6g，当归10g，炒吴茱萸6g，炒白术10g，白豆蔻4.5g。3剂。

胃窦炎兼十二指肠溃疡
——心脾不足，胃酸多案

【病例】

孙某，男，44岁。1979年3月27日，初诊。

患者胃窦炎兼十二指肠溃疡1年。现症见：胃时痛，反酸，大便溏泄，舌苔薄腻，脉细弦濡。

此属胃酸多，心脾不足。拟配置药面长服。

党参30g，炒吴茱萸10g，炒尾连6g，陈皮15g，木香12g，云苓20g，海螵蛸50g，香附末15g，山药20g，半夏20g，炒白术30g，炙甘草30g，炒薏苡仁15g，砂仁15g，焦麦芽20g，干姜15g。共研细末，每次服3g，日3次。

嘱患者忌茶水，以及生冷、油腻及过酸之物。

慢性胆囊炎兼十二指肠溃疡
——肝胆蕴热案

【病例】

周某，男，37岁。1978年8月6日，初诊。

患者慢性胆囊炎病史10余年，十二指肠球部溃疡病史9年。患者随情绪波动可出现右胁作痛，饮食、二便尚好。舌苔黄，脉左部细缓、右细弦滑。

此属肝胆蕴热。

白蒺藜60g，炒吴茱萸6g，炒尾连30g，炒黄芩20g，郁金15g，云苓45g，赤芍30g，白芍30g，茵陈45g，川楝子18g，当归30g，炒知母15g，柴胡20g，败酱草30g，酒军30g，炒龙胆15g，丹参30g，炒三仙各60g，生白矾30g，杏仁15g，桃仁15g，滑石30g。共研细末，制水丸如绿豆大，每早服10g。

胃溃疡
——胃酸多，脾失运化案

【病例】

王某，男，74岁。1975年10月30日，初诊。

其患胃溃疡数十年之久，时犯时好，食后嗳气频作，下午较重，有时泛酸胃痛，舌绛苔白，口干而黏，大便偏干，脉弦滑数。检查示胃窦小弯部可见溃疡。

此属肝郁脾困，且有湿热。拟以疏肝和胃，降气分化。

佩兰10g，煅瓦楞子15g，沉香10g，焦三仙各15g，法半夏15g，赭石12g，炒吴茱萸2g，炒川连6g，鸡内金10g，陈皮10g，海螵蛸30g，赤芍10g，白芍10g，白及10g，当归10g，火麻仁10g，桃仁10g，壳砂10g，甘草15g。共研细末，每次服1.5～3g，食前饭后服均可。

慢性胃炎
——肝郁脾困，脾胃衰弱，下焦湿浊案

【病例】

尹某，女，35岁。1973年4月5日，初诊。

患者胃痛，两肋掣痛，脘腹胀痛，大便溏薄，哺乳2年，闭经2个月，白带多，苔白腻，左脉细弦、右部较弱。

此属肝郁困脾，营养缺乏，下焦湿浊。拟以益气健脾、疏肝化湿为治。应速断乳为要。

党参15g，苏梗6g，法半夏10g，炒白术15g，香附末15g，乌药10g，青皮10g，陈皮10g，醋柴胡10g，木香10g，土茯苓30g，当归10g，云苓15g，白芍10g，焦三仙各15g，郁金6g，萆薢12g，白豆蔻6g，海螵蛸12g。10剂，每晚服1煎。

嘱忌生冷茶水之物。

1973年5月13日，二诊。

患者服药后月经已来，哺乳未断，时而心悸，脘部胀满，舌尖麻，苔薄，脉细弦弱无力。此属肝郁脾困，气血不足，下焦湿浊，再以前法加减。仍应以速断乳为要。

党参15g，苏梗10g，法半夏10g，白术10g，太子参10g，厚朴6g，当归10g，青皮6g，陈皮6g，醋柴胡6g，焦麦芽30g，木香6g，白芍6g，土茯苓30g，远志6g，海螵蛸10g，炙甘草6g，白豆蔻3g。5剂，每晚服1煎。

【吴兆祥按】

该女性患者35岁，胃痛，两肋掣痛，脘腹胀痛，大便溏薄，哺乳2年，闭经2个月，白带多。患者脾胃虚弱，肝郁不舒，久之酿为湿浊，故应从速断乳，并配服益气健脾化湿药物，以期早日恢复才是。

慢性胃炎
——脾肾两亏案

【病例】

赵某，男，53岁。1973年8月8日，初诊。

患者胸脘窜痛，晚间易泛酸，心情不舒畅，检查示贲门松弛已2年余，素来下肢腿足皆肿，胃纳少，大便不爽，尿黄而少，心悸时作，干呕。舌苔根厚而腻，脉细滑较数。

此属脾肾两亏之胃痞。

党参15g，旋覆花6g（布包），清半夏10g，焦谷芽10g，焦麦芽10g，云苓12g，赭石12g（布包），香橼6g，赤芍10g，当归

10g，瓦楞粉15g，海螵蛸12g，玄胡6g，砂仁3g（后下），木香6g，干姜3g。5剂，2日服1剂，每晚服1煎。

嘱忌茶水，以及生冷、油腻、甜黏之物。

配服药面方：太子参15g，三七9g，沉香6g，煅瓦楞子粉18g，海螵蛸30g，干姜9g，当归9g，吴茱萸6g，肉桂6g，法半夏15g，砂仁9g（后下），焦六曲15g，云苓15g，生甘草15g。共研细末，中午、下午各服1.5g，食前服。

1973年8月18日，二诊。

患者服药后，胸脘窜痛渐轻，胃纳较前增加，干呕已止，便较溏，下肢腿足浮肿，舌苔腻厚，脉细滑而弱。肝胃渐调，气机较畅，但脾肾之阳未复，水湿未化。再以前法健脾温胃、化气利湿。

党参15g，白芍6g，旋覆花6g，海螵蛸12g，桂枝4.5g，云苓15g，白术10g，赭石12g，干姜4.5g，昆布15g，当归10g，清半夏10g，瓦楞粉15g，薏苡仁12g，焦谷芽10g，焦谷芽10g，玄胡6g，川椒目4.5g，山药12g，砂仁3g。15剂，2天服1剂，每晚服1煎。

1973年11月12日，三诊。

患者胸痛大减，有时泛酸，大便渐调，下肢仍浮肿。食道钡餐示贲门松弛已消失。脉细弦滑弱。再以疏肝和胃、软坚活络治疗。

党参15g，白术10g，瓦楞粉12g，良姜6g，山药12g，云苓12g，旋覆花6g，海螵蛸15g，清半夏10g，玄胡6g，当归10g，赭石12g，桂枝3g，木香4.5g，焦谷芽10g，焦麦芽10g，昆布15g，白豆蔻3g。15剂，2天服1剂，每晚服1煎。

配服药面方：白人参15g，三七6g，沉香9g，煅瓦楞粉30g，煅海螵蛸30g，良姜9g，当归15g，法半夏15g，肉桂9g，砂仁9g，焦六曲15g，玄胡6g，香橼皮9g，云苓15g，生甘草15g，吴茱萸9g。共研细末，早、晚食前服1.5g。

【吴兆祥按】

该男性患者53岁，素来腿足浮肿，此为脾肾先亏、下焦湿邪不化的表现。近2年来，其又患贲门松弛。刻下见：胸脘窜痛、晚间易泛酸、胃纳少、大便不爽、尿黄而少、胃纳少、大便滞下、尿黄少、心悸时作、舌苔根厚而腻、脉细滑较数。患者素来下肢浮肿，心悸时作，系脾阳素虚，水湿不运，气化不利，水湿内停，水气凌心，故见心悸；水湿困脾，水湿内阻，气机不利，土湿木郁，脾病及肝，肝失疏泄，则气机失调，横逆犯胃，胃失和降，故见胸脘窜痛、泛酸、纳少、干呕、大便不爽等症。苔腻、尿黄而少是水湿内停、气化不利之象，并非属热。因此，拟以益气和胃、软坚活络之法治之。

服药注意：每日早餐前配服桂附地黄丸1丸；白天服2次药面，均应在饭前服用；每晚服汤剂1煎；治疗期间忌茶水，以及生冷、油腻甜黏之物。

慢性胃炎

——肝郁脾困，下焦湿浊，气血不足案

【病例】

王某，女，32岁。1978年7月18日，初诊。

患者病已年，右胃肋掣痛，食后则胃痛更甚，甚则泛恶上

攻，口苦，胃纳不佳。月经时腰腹痛，白带也多，经色发白。舌苔白腻，左脉细弱、右细弦。

肝郁脾困，下焦湿浊，气血不足。

党参15g，当归10g，炒吴茱萸4.5g，炒尾连4.5g，川楝子6g，泽泻10g，云苓15g，半夏10g，乌药6g，郁金6g，川芎6g，炒白术10g，陈皮6g，海螵蛸12g，焦二仙各12g，桂枝6g，白芍10g，甘草6g。3剂。

配服药面方：党参15g，法半夏15g，吴茱萸6g，焦六曲30g，海螵蛸30g，陈皮12g，黄芩炭10g，甘草12g，白及10g，良姜10g，云苓15g，木香10g，白豆蔻10g。共研细末，每次服1.5g，日服3次，均在食前服。

1978年7月22日，二诊。

患者服药后，胃痛渐轻，左肋下按之作痛不已，口苦渐减，且有辛味，腰痛带多，舌苔白厚，左脉细弱。再以前法加减。

党参15g，苏梗10g，炒吴茱萸6g，炒尾连4.5g，海螵蛸12g，当归10g，云苓15g，半夏10g，乌药6g，川楝子6g，川芎6g，炒白术10g，陈皮6g，干姜6g，桂枝10g，焦三仙各12g，白芍6g，甘草6g。3剂。

慢性胃炎
——嗜食冷食伤及胃肠案

【病例】

范某，21岁，女。1973年5月13日，初诊。

其嗜食冷食，面黄形瘦，胃不思纳，烧心泛酸，腹时痛，有浮肿，舌苔薄，脉细弦濡。

苏梗10g，陈皮6g，云苓12g，焦麦芽10g，焦谷芽10g，佩兰4.5g，枳壳4.5g，白术10g，白芍10g，法半夏10g，海螵蛸12g，焦山楂炭12g，白豆蔻4.5g，吴茱萸6g，木香4.5g，生姜3片，乌药10g。食前服药。

嘱患者忌生冷饮食之物。

【吴兆祥按】

患者经常嗜食凉饭、冷饮、凉水，日久则伤及脾胃，因此腹痛浮肿，消化力弱，故以调理阳明治之。

呃逆

——肾不纳气，气逆上冲案

【病例】

高某，男，40岁。1979年1月17日，初诊。

患者矢气过多，呃逆频作，少腹气上冲咽喉成声，咽中如有物梗，舌与腹部觉凉，脱发。脉弦滑，尺部沉。

此属肝肾气上冲，下焦亏损不固。拟增纳肾气为主，佐以舒气归原。

熟地黄20g，附子9g，山药15g，赤芍10g，白芍10g，首乌藤12g，肉桂9g，炒白术10g，牛膝12g，枸杞子10g，远志6g，五味子7g，炒吴茱萸5g，炒尾连3g，川楝子9g，云苓15g，陈皮6g，降香9g，白豆蔻6g，甘草9g，旱莲草12g。5剂，餐前服。

1979年2月10日，二诊。

患者服药后，矢气与呃逆频作渐减，少腹渐温。舌苔薄，脉弦滑、左尺沉。再以丸药根治，以期纳气归原。

熟地黄60g，炒白术15g，山药30g，厚朴10g，泽泻30g，肉桂18g，炒吴茱萸10g，炒尾连5g，乌药12g，枸杞子40g，远志15g，附子15g，川楝子15g，赤芍15g，白芍15g，云苓50g，旱莲草15g，沉香9g，焦三仙各50g，牛膝15g，白豆蔻15g，五味子20g，首乌藤30g。共研细末，水丸如绿豆大。每早餐前服12g，白水送下。

【吴兆祥按】

该男性患者40岁，矢气多，呃逆频作，上冲咽喉成声，舌与腹部觉凉，左尺脉沉细。其患病数年，多次治疗不效，经人介绍至我门诊。参照脉诊，考虑患者肝肾亏损、肾气不固，因此虚气上冲咽喉。以增纳肾气为主，以纳气归原。患者服药5剂后，诸恙好转。为了巩固疗效，继予丸药徐服，以图根治。

胃脘嘈杂

——肝郁脾困，胃脘嘈杂，半身麻木案

【病例】

王某，女，47岁。1978年7月10日，初诊。

患者时而头胀，血压高，胸背掣痛，烦躁，胃脘嘈杂，发热，面浮腿肿，小便不利，左半身麻木，足跟痛，大便日二行，

月经提前六七日，舌苔薄脉细弦滑。

此属肝郁脾困，虚阳上扰，气血失调，下焦湿浊。

苏梗10g，白芍12g，炒吴茱萸3g，炒尾连4.5g，陈皮6g，桑寄生15g，柴胡6g，薤白6g，山药15g，郁金6g，川断12g，当归10g，半夏10g，炒苍术10g，云苓15g，泽泻10g，焦三仙各12g，乌药6g，白豆蔻4.5g。3剂。

1978年8月8日，二诊。

患者服药后，胃脘嘈杂渐轻，胸背掣痛，左半身麻木，面浮腿肿，小便渐利，舌苔糙薄，脉细弦滑。再以前法加减。

生黄芪15g，当归10g，云苓15g，炒苍术10g，焦薏苡仁12g，苏梗10g，白芍12g，炒吴茱萸3g，炒尾连4.5g，焦三仙各12g，川断12g，柴胡6g，半夏10g，乌药10g，薤白6g，泽泻10g，山药15g，白豆蔻4.5g（打）。3剂。

胃胀

——肝郁气滞，胃脘胀闷且痛，饮水不化案

【病例】

张某，男，61岁。1978年8月21日，初诊。

患者胃脘胀闷且痛，胃纳不香，饮水不化，口苦，呃逆，矢气少，舌苔薄，脉弦滑。

此属肝郁气滞，胃受其制。拟以疏肝调气和胃之法治疗。

佩兰10g，炒枳实6g，厚朴6g，赤芍10g，白芍10g，苏梗

10g，旋覆花6g，乌药10g，焦三仙各12g，半夏12g，海浮石10g，炒吴茱萸4.5g，炒尾连6g，炒槟榔10g，郁金6g，柴胡6g，川楝子10g，砂仁6g，云苓20g。3剂，水煎服。

消化不良

——感受风寒，消化失职案

【病例】

李某，女，24岁。1982年9月7日，初诊。

患者感受风寒，头痛阵作，怕冷，胃痛且胀，口干思饮，饮水则胀，大便泄泻，腹胀，微发热，舌苔薄，脉弦滑。

患者秋凉时节感受风寒，消化失职，故拟以芳香调胃之法治之。

佩兰10g，陈皮8g，六一散15g，木香7g，苏梗8g，厚朴7g，海螵蛸10g，云苓12g，半夏10g，炒枳壳7g，苦桔梗8g，大腹皮10g，焦三仙各12g，生姜9g，甘草8g，白豆蔻5g（打）。2剂。

消化不良

——寒湿互阻案

【病例】

乔某，女，41岁。1978年10月23日，初诊。

患者体胖，胃脘不适，掣及左肋，时有呕吐，泛酸，纳呆，少腹凉不温，下肢沉胀，月经涩少，经前半月即感觉不适。舌苔薄，两脉沉细。

此属体胖有湿，近受风邪，表里寒湿互阻，消化失职，故拟以表里双解。

苏梗9g，橘红6g，炒吴茱萸9g，桂枝9g，海螵蛸12g，白芷6g，厚朴6g，尾连3g，炒枳壳6g，焦谷芽12g，焦麦芽12g，云苓15g，炒苍术9g，半夏12g，乌药9g，赤芍6g，良姜6g，白豆蔻6g。2剂。

消化不良

——湿阻中焦案

【病例】

邓某，女，27岁。1978年12月31日，初诊。

患者胃脘不适1年余，时而饭后胃痛且胀，胃纳少，大便溏，月经尚好，右面部麻痹1年。舌苔薄，脉细弦略数。

此属湿阻中焦，且受寒凉所致。

苏梗6g，旋覆花6g，良姜6g，桂枝6g，半夏9g，炒吴茱萸5g，炒尾连3g，厚朴6g，焦三仙各12g，青皮6g，陈皮6g，海螵蛸10g，炒枳壳5g，云苓15g，炒白术10g，川芎5g，白豆蔻5g。3剂。

嘱患者忌食生冷油腻之味。

消化不良

——肝郁气滞案

【病例】

王某，女，37岁。1978年7月9日，初诊。

其患神经官能症四五年。发作时则胸肋苦满，腹胀，白带多，右肋作痛，有时精神失常，下肢肿。舌苔薄，脉细弦沉。

由于肝郁不舒，气阻中焦，气机不得升降，故神经衰弱，下焦湿浊难化而下肢肿。

柴胡6g，旋覆花6g，云苓12g，郁金6g，泽泻10g，白蒺藜12g，陈皮6g，土茯苓12g，远志6g，当归10g，半夏10g，厚朴6g，乌药6g，炒吴茱萸3g，炒尾连3g，白芍10g，焦三仙各12g。3剂，早、晚各服1次。

消化不良

——肝胃失和案

【病例】

刘某，女，67岁。1978年7月8日，初诊。

患者胃有肿块，往往食后呕吐食水或吐酸水，口不渴，大便干，心悸不安，舌苔薄而光，两脉细弦数。

此属肝胃失和，胃酸过多，故以疏肝调胃佐以润下之味。

苏梗6g，陈皮10g，炒枳壳6g，焦谷芽10g，焦麦芽10g，法半夏10g，旋覆花6g，瓦楞子15g，乌药10g，炒吴茱萸6g，炒尾连3g，海螵蛸12g，赭石12g，木香6g，桃仁6g，杏仁6g，厚朴6g。水煎服，食前服。

1978年7月12日，二诊。

患者服药后，呕吐未作，大便干，时而心悸，舌尖绛苔薄，脉细弦数。再以前法加减。

苏梗10g，桃仁10g，杏仁10g，旋覆花6g，炒枳壳3g，法半夏10g，瓜蒌12g，赭石12g，乌药10g，炒吴茱萸6g，炒尾连3g，海螵蛸12g，瓦楞子15g，焦谷芽10g，焦麦芽10g，伏龙肝15g，厚朴6g，木香6g。水煎服，食前服。

消化不良

——胃受湿滞案

【病例】

吴某，女，6岁。1978年9月7日，初诊。

患者脐上阵阵作痛，食后更甚，舌苔薄，右脉细弦濡。

胃受湿滞，故以芳香化滞治之。

佩兰6g，炒枳壳6g，三仙炭各12g，陈皮4.5g，厚朴4.5g，木香6g，云苓12g，佛手6g，乌药4.5g，焦槟榔10g，杏仁6g，砂仁3g。2剂。

急性胃炎

——冷食积滞，寒湿互阻案

【病例】

张某，女，27岁。1964年2月22日，初诊。

该患者于1964年2月22日因心窝部疼痛来本院（北京同仁医院，下同）急诊室就诊，诊断为上腹痛待查，遂注射吗啡止痛针3次，不效，又来中医门诊要求治疗。患者诉：其哺乳8个月，昨晚因吃凉食，夜间胃痛发作，恶心未吐，大便泄泻2次。舌苔白腻而厚，脉细弦而缓。

此属冷食积滞，寒湿互阻所致，故拟以芳香化滞为治。

苏叶3g，佩兰6g，藿香6g，姜半夏10g，枳实炭6g，陈皮6g，焦四仙各12g，厚朴6g，焦苍术6g，沉香曲10g，大腹皮10g，苦桔梗6g，炒仁壳3g，生姜6g。2剂。

配服药面方：玉枢丹3g，白蔻仁3g。同研末，分4次先服，2小时1次。

1964年2月24日，二诊。

患者服药后，胃痛已止，唯食后胃脘不适。舌苔白腻，脉细弦而弱。再以开胃健脾治之。

开胃健脾丸，7包，早服6g；木香顺气丸，7包，下午服6g。

【吴兆祥按】

此例因吃冷食而发胃痛，经西医注射吗啡止痛剂数次，竟无效果。此病主要为胃家寒湿，致消化不良，冷食停胃，升降不得，故而剧痛。服用中药以芳香化浊、散寒利湿，使胃肠湿滞得以分化，故不止其痛而痛自消失矣。

肝大

——肝郁脾困，血不养肝

【病例】

马某，男，59岁。1980年2月21日，初诊。

患者工作劳累，头部时晕，择食，胃纳少，口干，嗜饮茶，不欲食冷食，二便尚调，舌苔糙白，脉细弦略数。检查：ALT 160U/L，血压偏高，左右心室肥大，动脉硬化等。查体：肝位于右肋下三指。

生黄芪15g，赤芍10g，白芍10g，云茯苓12g，炒白术10g，鸡内金7g，太子参12g，醋柴胡7g，茵陈10g（后下），焦三仙各10g，香橼7g，当归9g，醋鳖甲15g，板蓝根6g，丹参10g，炒杜仲12g，炙甘草10g，郁金6g。3剂。中等火煎服，2日1剂，每晚服1煎。

枸杞子30粒，每日晨嚼服。

配服药面方：生晒吉林参15g，九香虫15g，丹参10g，三七10g，鸡内金12g，郁金10g，片姜黄10g，藏红花10g，砂仁10g。共研细末，每次服2g，日服3次，早午晚均在食前服，白开水送下。

【吴兆祥按】

患者工作劳累，头部时晕，胃纳不旺，加以气郁不舒，营血缺乏，以致肝郁脾困、血不养肝，日久则肝脏虚大，故拟以益气健中调理肝脏，补充营养，徐图恢复为治。一方面服汤剂以调和肝脏、增加饮食；一方面配药面，帮助肝脏虚大等症的恢复；一方面早晨嚼服枸杞子30粒，此法对于动脉硬化、高血压有治疗作用。三管齐下，效如桴鼓。

传染性黄疸型肝炎
——肝郁气滞，湿热内蕴案

【病例】

窦某，男，33岁，工人。1963年8月12日，初诊。

3月余来，患者右胁作痛，食欲不健，饭后恶心，不吐，疲乏，上腹胀，两目发黄，小便呈深黄色，睡眠欠佳。1963年4月30日在本院就诊，肝下界位于肋下2cm，上界位于第5肋间，有压痛。肝功能：ALT 715U/L，麝香草酚浊度试验20U，黄疸指数40，总胆红素3.6mg/dL。诊断为传染性黄疸型肝炎，后介绍到传染病医院治疗。经过3个月的治疗，肝功能好转。实验室检查：ALT 30U/L，AST 350U/L，麝香草酚浊度试验20U，脑磷脂胆固醇絮状试验（+）。此后，患者于7月出院。出院后，其仍觉肝区作痛，神疲乏力，食欲不好，恶心，两目发黄。今日诊见：巩膜轻度黄染，皮肤不黄，无蜘蛛痣，五官大致正常，心肺未见异常，腹软，肝下界在肋下2cm，有压痛，神经系统检查未见异常。

患者脉象弦细滑数，舌苔垢厚，系肝郁气滞湿热内蕴之象，治以泻肝清热、利湿化瘀之剂。

茵陈15g，焦栀子10g，龙胆10g，滑石15g，赤茯苓10g，猪苓10g，青皮6g，陈皮6g，郁金10g，丹参6g，牡丹皮6g，枳实炭6g，车前草12g，败酱草12g，赤芍10g，白芍10g。

1963年8月27日，二诊。

患者服药之后，大便日泻一二次，肝区仍痛，目黄依然，脉象略缓和，再以前方加减。

茵陈15g，白芍12g，云苓10g，六一散30g，香附10g，醋柴胡4.5g，丹参6g，牡丹皮6g，青皮6g，陈皮6g，枳实炭6g，吴茱萸1g，川连1.5g，乌梅炭6g。

1963年9月16日，三诊。

患者以上药方加减共服14剂后，肝区痛缓解，胃纳略增，二便已调，肝脏仍在肋下2cm，脉象弦滑，舌苔薄腻。肝功能检查：麝香草酚浊度试验16U，再以前法加减，佐以活络之味。

茵陈15g，丹参10g，牡丹皮10g，桃仁6g，杏仁6g，赤芍10g，醋柴胡6g，香附10g，败酱草12g，泽泻10g，橘络10g，络石藤12g，郁金10g，首乌藤12g，炒枣仁15g，赤小豆12g，焦麦芽12g，炙甘草3g。

1963年11月8日，四诊。

上方加减服药34剂后，患者肝区痛已止，胃纳亦好，有时右上腹部作胀，巩膜不黄，夜寐仍差，肝脏下界仍在肋下2cm，舌苔薄，脉象细弦滑。检查肝功能：麝香草酚浊度试验6U，AST 70U/L，总胆红素0.75mg/dL，再配丸药根治，以善其后。

茵陈30g，丹参30g，牡丹皮30g，赤芍15g，白芍15g，枸杞子30g，天仙藤30g，白术15g，桃仁30g，杏仁30g，香附30g，络石藤30g，醋柴胡15g，玉竹45g，首乌藤60g，云苓30g，桑叶30g，北沙参60g，生地黄30g，白蒺藜30g，炒枣仁30g，青皮12g。共为细末，水小丸滑石衣，早、晚各服6g。

【吴兆祥按】

该患者于1963年4月30日患传染性黄疸型肝炎，经本院介绍到传染病医院治疗，治疗时间约为3个月，其黄疸症状不消，肝功能等均不正常，仅就其麝香草酚浊度试验一项来看，竟高达20U。实不得已，于1963年8月12日，特来本院中医门诊治疗。根据当时临床症状，我中医的诊断是肝郁气滞、湿热内蕴之证，治法以泄肝胆热、利湿化瘀为主。茵陈、焦栀子、龙胆以清热泄肝治黄疸；滑石、赤茯苓、猪苓、车前草以淡渗利湿；青皮、陈皮、郁金、香附、枳实炭、赤芍、白芍以疏肝调气；丹参、败酱草、橘络、桃仁、杏仁、白蒺藜、赤小豆、天仙藤等以活络疏郁；左金丸、焦麦芽、甘草以调和肝胃。以上的药味灵活运用加减，患者共治疗约3个月，各症状皆逐渐消失而终，且其肝功能的化验等均正常。

我的体会，在初起治疗时，以清湿热、消退黄疸为主要；第二以肝区疼痛活络调中为次要；最后配制丸药调理善后，可促使病者身体逐渐恢复健康。患者于1963年11月30日于本院内科复查，诸症皆除，并办理了"肝炎临床治愈"的证明，建议每天半日工作。

由此可知，中医根据辨证治疗肝炎是有一定疗效的。候同道指正以便进一步提高。

肝硬化合并腹水

——湿热甚重案

【病例】

张某，男，40岁。1961年6月5日，初诊。

患者近1个月来渐进性腹部胀大，右侧腹痛，小便少而黄，大便隔日一行，性质如常，食欲尚可，但多进饮食后腹胀明显。去年6月，其在某郊区医院检查患有"肝炎"，当时小便、皮肤均发黄。目前四肢无力，下肢轻度浮肿。发病初偶有呕吐2~3次，时有恶心，别无其他不适。查体：一般情况可，巩膜中度黄染，皮肤轻度发黄，面部呈肝脏病容，可见毛细血管扩张，胸前见数个蜘蛛痣。心肺（－）。腹部明显膨胀，呈蛙腹，叩浊，冲击式触诊偶及肝下界位于肋下约5cm处，边锐有压痛，脾触及不满意。波动感（＋），下肢浮肿（±）。诊断：肝硬化，腹水。给予氢氯噻嗪、复合维生素B、酵母、补中益气丸等。

6月6日复诊，肝功能检查：脑磷脂胆固醇絮状试验（+++），麝香草酚浊度试验20U，胆红素3mg/dL，白蛋白3.18g，球蛋白3.86g，AST 25U/L，ALT 15U/L，继予氢氯噻嗪、酵母等。6月14日又加用汞撒利。

6月16日转中医科开始服中药。当时患者口干、口苦、舌苔白、脉滑数，给予行气利水之品，共5剂，未见著效。经西医门诊检查：两胁疼加重，下肢水肿明显，小便量无大改变。查体：面色土黄，巩膜黄染，前胸可见两蜘蛛痣，腹水如前，双下肢浮肿（+++）。

6月27日转由吴兆祥老大夫主治。病史：5月份由感冒引起肝病复发，现腹胀且大，腿足甚肿，口苦舌干，小溲频、量少、色黄，大便较干，舌苔糙薄，脉弦滑硬数。

此属湿热甚重，腹水不消。

茵陈30g，生栀子10g，炒川柏10g，滑石块30g，郁李仁15g，大腹皮15g，炒黄芩10g，全瓜蒌30g，甜葶苈15g，厚朴花10g，葫芦瓢15g，酒军10g，车前子15g（布包），川牛膝12g，陈皮10g，郁金10g。3剂。

另：元明粉6g，生白矾3g。共研末，分3包，每日1包。

患者服吴老方药4剂后，二便渐增多，但腹胀腿肿不消，口渴，舌苔燥薄，脉弦硬数；5剂药后，小便日夜七八次，尿量增多，但腿肿仍未消；6剂药后，尿量显著增加。在原方基础上稍加变通，患者共服药13剂，同时伍用西药利尿剂、保肝剂、丙酸睾酮等。至7月24日，尿量继续增多，大便亦多，腹胀渐轻，但腿肿仍不消，苔白薄糙，脉弦滑而数。更方施治：

茵陈30g，炒栀子6g，炒川柏10g，滑石块30g，郁李仁12g，大腹皮12g，厚朴花10g，葫芦瓢15g，赤芍10g，白芍10g，川楝子10g，车前子15g，龙胆10g，郁金10g，陈皮10g，生白术10g，焦黄芩10g。

另：沉香4.5g，琥珀10g，牵牛了6g。共研末，分3包，每日

1包。

此方患者共服14剂，并以西药配合治疗。

至8月10日，腿肿渐消，肝功能好转：脑磷脂胆固醇絮状试验（－），麝香草酚浊度试验18U，ALT 45U/L。

8月17日起，加用水解肝素。至9月13日，下肢浮肿消失，腹水（＋）。至12月21日，共服药58剂，患者食欲佳，二便尚正常，肝区及后背作疼，四肢无力，右肩酸痛、麻木。查体：无黄疸，心肺未见异常，腹软，无腹水及浮肿，肝于剑突下3cm、肋下缘刚触及，脾无异常。仍给予酵母等保肝药。此时正值严冬寒天，患者患感冒，暂投以解表药，感冒愈后仍在前方的基础上出入，服药18剂。

1962年2月23日，检查时肝在肋下已不能触到。肝功能检查：麝香草酚浊度试验4U，白蛋白3.8g/L，球蛋白2.8g/L，ALT 8U/L，患者开始试行半日轻体力工作。并配丸药1料长服，以善其后。

1962年5月17日，患者来门诊复查，自诉在服丸药的两个半月中，右胁时有阵痛，其势亦减，时有气短，胃脘偶尔胀满，二便调。苔干厚，脉弦滑有力。再以舒肝益阴、清热化瘀之丸剂巩固疗效。

【吴中云按】

在王世民教授新著《侍师襄诊传心回忆录》一书中，介绍了家父的这个医案，并对处方所用的葫芦瓢做了阐释与说明，指出："此方中之葫芦瓢为较少用的中药品种。考其药，葫芦科葫芦属的数种植物的成熟果实都可入药。一般认为，药用以亚腰葫芦为上，但其性味苦、寒，易伤脾胃。吴老师用的葫芦瓢是另一种，即匏葫芦的果实，其形较大，成熟干燥后从中刨开去瓤和种子。民间常此作为舀水的器具，所以俗称葫芦瓢。其性平，入心、小肠经，能利水道，治疗大腹水肿，常用量15～30g，入煎剂用。现代研究表明，葫芦瓢确有显著的利尿作用。"

（此病例由吴兆祥主治，王世民整理于1963年）

慢性胆囊炎
——脾肾阳虚，肝胃失调案

【病例】

高某，男，42岁。因阵发性右上腹绞痛1个月，近2日来病势加剧，于1959年12月2日第三次入本院住院治疗。

病史：其自述于1952年5月曾发高热昏迷3日，住院治疗20余日，痊愈出院，当时全身皮肤发黄，诊断为"肝病"。1953年7月，因工作过累突然右上腹部绞痛，昏迷，以后每年均有几次发作性右上腹绞痛，向右肩部放射，伴恶心未吐，经用阿托品和抗生素治疗可缓解。发病多由劳累、进食油腻食物或感冒引起。1957年前后，患者曾2次在本院住院治疗，出院诊断分别为"慢性胆囊炎急性发作""急性胰腺炎"。患者不同意手术治疗；有神经衰弱、风湿性关节炎、慢性肠炎等病史，无结核史。患者于1个月前，复发右上腹绞痛且向右肩放射，恶心，大便泄泻，在门诊治疗无效而入院。

身体检查：发育正常，营养佳，神志清，痛苦表情，全身皮肤无黄染，无皮疹，浅层淋巴结不大，巩膜黄染（±）。头面五官大致正常，颈软，甲状腺不大，气管位置正中，心肺未见异常，腹平，右上腹肌紧张，皮肤过敏，局部压痛明显，墨菲征（＋），肝脾肋下未触及，膝反射存在，病理反射阴性。

检查：血红蛋白14.5g/L，红细胞5.0×10^{12}/L，白细胞9.4×10^9/L，中性粒细胞79%，淋巴细胞20%，单核细胞1%；尿蛋白（－），尿糖（－），尿三胆（－）；大便检查可见蛔虫卵；血沉第1小时3mm；出血时间2.1分钟，凝血时间3.15分钟；麝香草酚浊度试验3U，脑磷脂胆固醇絮状试验（－），黄疸指数4，总胆红素0.3mg/dL，凡登白试验（－），高田反应试验（－），白蛋白4.46g/L，球蛋白2.23g/L。胆囊造影示胆囊功能尚正常，未见结石影。

诊断为慢性胆囊炎急性发作。

经西医用抗生素及对症治疗，疼痛好转，于1960年2月24日出院。

1960年2月25日，患者来中医内科门诊，时见：大便泻泄不止，时而带血，有时发热，食后脘胁胀痛，饮水则吐酸水，头晕，腰痛，失眠，脱肛，小便频数，舌边绛苔白腻，两脉沉细而弦。

中医辨证：根据上述症状，此属脾肾阳虚肝胃失调，气虚下陷血不归经，病之形虽在肝、胃，但是病之根源实在脾、肾。古人云，治病必求其本。此案是病久多虚，故治法应当虚实兼顾。先服汤剂，待其症状逐渐减轻，再用丸药培补脏器，巩固疗效。

治法以温化脾肾、升阳益气为主，调和肝胃、兼化湿热为辅。

处方：用以下几个汤头加减运用：补中益气汤、参桂鹿茸丸、归脾汤、附子理中汤、小柴胡汤等。

患者服汤剂近半年，诸恙逐渐缓解，饮食、二便、睡眠等亦慢慢接近正常。此后，患者改为丸药服用。

1960年6月2日第一次丸药方：高丽参30g，炒白术15g，吴茱萸12g，肉桂12g，附片30g，茯苓30g，炒白芍15g，姜川连6g，杜仲15g，炮姜15g，炒川断15g，怀山药30g，炒远志30g，海螵蛸30g，炒熟地黄15g，沉香12g，焦建曲30g，炒枣仁30g，煅牡蛎30g，鹿角霜15g，白药15g，白蔻仁12g，陈皮炭12g，醋柴胡15g，乌药15g。共研细末，炼蜜为丸，每丸10g，早、晚各服1丸。

1960年12月23日第二次丸药方：高丽参15g，炒白芍30g，炮姜15g，鹿角霜30g，乌药15g，党参30g，吴茱萸10g，莲子肉30g，醋柴胡15g，诃子肉30g，沉香15g，炒白术15g，附片30g，煅牡蛎30g，焦建曲30g，炒枣仁30g，肉桂15g，炒远志30g，白蔻仁10g，甘草30g，杜仲30g。共研细末，水泛为丸，早、晚各服3g。

患者第二次丸药服毕，身体完全康复，同时亦恢复了他原来的工作。至1961年3月8日，为了巩固疗效，又开了第三次丸药（与第二次方同）继续服用。直到1962年5月底，服药近一年半，期间未发生不适。

【吴兆祥按】

本例患者患慢性胆囊炎多年，反复发作，愈发则病愈重，患者不同意手术，治疗以中西药同用，时好时坏，迁延多年，一直得不到彻底解决，实不得已，才至中医专科诊治。中医辨证为脾肾阳虚，肝胃失调，气虚下陷，血不归经。若按一般的疏泄肝胆、调和肠胃的治法只能治其标，徒快一时，不久仍可复发。若要治其根本，必须从脾、肾着手。古人云，肾为先天之本，脾为后天之本，脾肾两伤，则百病丛生。

李东垣说，脾胃是元气之本，脾胃伤则元气衰，元气衰则疾病有所生，至于肾阳不足，寒邪上侮，必致脾胃失调。从前贤的理论来看，此病的治法，应以温肾、补脾、益气为主，以调和肝胃、兼化湿热为辅。所采用的方剂为处方中所选用的五个汤头之加减方，先服汤剂，终以丸药善后，结果获得了满意的疗效。

慢性胆囊炎兼胆石症
——少阳阳明合病案

【病例】

萧某，男，49岁。1978年2月12日，初诊。

患右上腹部绞痛，不时阵作，食后腹胀，发热，口苦，病发10余年。最近经医院检查化验，ALT 400U/L。诊为慢性胆囊炎、胆石症。患者舌绛苔薄，脉细弦数。

此属少阳阳明合病，故拟以大柴胡汤加减治疗。

柴胡6g，金钱草15g，川楝子10g，青皮6g，赤芍10g，白芍10g，郁金10g，炒枳壳6g，茵陈12g，木香6g，焦三仙各15g，败酱12g，川军6g，半边莲10g，炒黄芩10g。10剂，每晚服1次。

配服药面方：滑石18g，郁金10g，白矾10g，元明粉15g。共研细末，每日早、晚各服1.5g，均在食前服。

1978年3月10日，二诊。

患者服药后，右上腹绞痛、发热、食后胀满已消失，饮食、二便均好，舌苔薄，脉也渐缓和。复查ALT 400U/L。再以原方加减。

醋柴胡10g，金钱草15g，川楝子10g，青皮6g，板蓝根10g，郁金10g，炒枳实6g，茵陈12g，炒黄芩10g，焦楂炭12g，败酱草12g，川军6g，半边莲10g，赤芍10g，白芍10g，丹参10g，当归10g，木香6g。10剂，每晚服一煎。药面方继续服用。

1978年4月20日，三诊。

患者右上腹绞痛、胀满均消失，饮食一切均好，舌苔薄，左脉仍弦、右脉细滑。再配药面，善后治疗。

滑石30g，甘草10g，郁金15g，白矾15g，元明粉30g，党参30g，赤芍15g，白芍15g，青皮12g，川楝子12g，香附15g。共研细末，早、晚各服1.5g。

【吴兆祥按】

该男性患者49岁，患右上腹部绞痛阵作、食后腹胀发热10余年，诊断为慢性胆囊炎、胆石症。经介绍，患者到我处治疗。综合症状，辨证为少阳、阳明合病，故拟以大柴胡汤加减，患者前后服药20余剂，诸恙消失，另配一药面方长服，以巩固疗效。

第二章　呼吸系统疾病

哮喘

——肺肾阴阳两虚案

【病例】

刘某，女，16岁，中学生。1981年6月18日，初诊。

近2年来，患者每当换季或气温下降时哮喘发作，呼吸困难，吐白色痰块，平时易出汗，恶风，小便频，色黄，饮食、睡眠尚可。月经错后，色较暗。舌苔糙薄略涩，脉细弦数，两尺甚弱。

此属肺肾阴阳两虚之证。

熟地黄10g，玉竹12g，远志6g，橘红6g，山药15g，川贝母3g，云苓12g，海浮石6g，地骨皮7g，桂枝3g，枸杞子12g，佩兰7g，南沙参10g，北沙参10g，五味子6g，生杜仲12g。5剂，每日2次，早、晚各服1煎。

1981年6月28日，二诊。

患者喘息若干年，冬天易发，冬病夏治，继续调养，再以前方加减。

熟地黄10g，南沙参10g，北沙参10g，桂枝4g，云苓12g，山药15g，玉竹12g，五味子7g，枸杞子12g，地骨皮7g，川贝母3g，远志6g，生杜仲12g，佩兰7g，橘红6g，海浮石7g。5剂，水煎，每晚服1次。

1981年7月9日，三诊。

服上药14剂，诸症未见明显好转。今诊左脉沉细，右脉细弦略滑。再以原法加强。

生黄芪10g，生杜仲12g，陈皮6g，茯苓12g，桂枝3g，远志6g，佩兰7g，炙甘草6g，熟地黄12g，五味了7g，南沙参10g，北沙参10g，川贝母7g，山药15g，地骨皮8g，牛膝8g。5剂。

1981年8月31日，四诊。

患者服药后2个月未发喘息，但微感不适，胃纳好转，月经仍错后。舌苔白，脉细弦、两尺沉细。再以前法加减。

苏梗5g，海浮石8g，远志6g，桂枝6g，杏仁6g，法半夏7g，五味子5g，云苓12g，旋覆花3g，陈皮6g，杜仲10g，苦桔梗6g，熟地黄8g，山药12g，当归8g，象贝母6g。

1981年9月29日，五诊。

患者服药后诸症减轻，唯近来胃不思纳，舌苔白，脉细弦略数。再以前法加减。

佩兰6g，南沙参6g，北沙参6g，焦谷芽8g，焦麦芽8g，清半夏4g，苦桔梗5g，竹茹6g，紫菀10g，远志6g，佛手6g，枸杞子8g，山药10g，茯苓10g，陈皮6g，五味子4g，生甘草5g，厚朴4g。3剂。

1981年10月27日，六诊。

患者外受风邪感冒，不发热，晚间喘息发作，出汗，胸憋闷，喘甚则痛，无痰，口干不思饮，二便饮食尚可，舌苔淡黄，脉石寸稍浮而数、左脉沉细。

此属风邪束肺、宣肃失职。拟宣肺降气平喘。

前胡6g，苏子6g，鲜芦根10g，枳壳4g，桔梗6g，厚朴6g，全瓜蒌15g，花粉6g（后下），杏仁8g，清半夏6g，炒黄芩5g，浙贝母6g。3剂。

1981年11月21日，七诊。

患者素有喘息，吐白痰，月经错后，易出汗，胃纳不旺。尺脉沉细，余脉细弦略数。

此属肺肾两虚之证，已延多年，拟以丸药根治。

南沙参20g，北沙参20g，杏仁15g，法半夏20g，厚朴12g，当归15g，苏子15g，川贝母15g，旋覆花10g，橘红15g，远志10g，五味子12g，肉桂7g，桔梗15g，海浮石15g，云苓20g，熟地黄20g，生杜仲20g，焦谷芽15g，焦麦芽15g。共研细末，炼蜜为丸，每丸10g，每晚服1丸，白开水送下。

1982年8月19日，二诊。

去年底开丸药1料，服后整个冬天仅患一次微喘；今夏喘息2次。患者食量有所增加，体重亦增，脑力好转，月经正常，脉滑。气血渐复，今年高考得了391分。再以前法加强，配制水丸服用。

生黄芪30g，川贝母15g，法半夏20g，当归30g，远志15g，炒白术15g，南沙参20g，北沙参20g，桔梗15g，橘红15g，香附20g，五味子12g，炒杜仲20g，玉竹20g，杏仁15g，云苓20g，熟地黄30g，肉桂10g，焦麦芽20g，焦谷芽20g，川芎15g，何首乌20g，甘草20g。共研细末，水泛为丸如绿豆大，每天早、晚各服6g，如遇感冒可暂停用药，病愈则继续服用。

哮喘

——脾肾不足，肺气虚弱案

【病例】

白某，女，43岁。1973年3月18日，初诊。

患者自幼患咳喘，冬秋甚重，已30年之久，于1960年经治而愈，至1970年再次发作，迄今未根除。犯时咳喘，呼吸困难，气短，大便经常不实，腹胀浮肿，月经少而黑，舌苔薄，脉细弦而濡。

此属脾肾不足，肺气虚弱。拟以健脾益肾、养肺化痰为法，平时服丸药，发作时服汤剂。

水丸方（平时服）：熟地黄30g，当归30g，焦三仙各30g，五味子15g，泽泻15g，山药60g，肉桂10g，紫石英30g，白豆蔻10g，川贝母15g，白术30g，薏苡仁30g，蛤粉30g，煅磁石30g，远志15g，云苓60g，法半夏15g，沙参30g，款冬花30g，炙甘草30g，枸杞子30g，橘红15g，核桃仁30g，太子参30g，车前子20g。共研细末，水丸打光，每早服10g。如遇感冒停服，感冒愈继服。

汤方（咳喘发作时服）：麻黄1.5g，杏仁6g，陈皮6g，苏子6g，焦谷芽10g，焦麦芽10g，桂枝3g，苦桔梗6g，旋覆花6g，云苓12g，佩兰6g，前胡3g，法半夏10g，蛤粉12g，山药12g，枇杷叶12g，紫菀6g，白豆蔻4.5g。水煎服。由感冒引起喘息，或作寒热、咳喘胸闷时服用此方。

【吴兆祥按】

该女性患者43岁，自幼患咳喘，冬秋甚重，已经30年之久。

犯时咳喘，呼吸困难，气短，大便经常不实，腹胀浮肿，月经少而黑，舌苔薄，脉细弦而濡。此属脾肾不足，肺气虚弱，痰饮阻肺，肃降无权，本虚标实，拟以健脾益肾、养肺化痰之法治之。平时服丸药，以治其本；发作时服汤剂，以治肺卫。此古人治哮喘病二法，屡获效验。该女喘病年久，必定由肺传及肾脏，所以一面治脾肾之根本，一面治肺卫，双管齐下，效如桴鼓。

咳嗽

——重感风寒案

【病例】

佟某，女，54岁。1974年3月7日，初诊。

患者重感8天，头痛，全身关节酸痛，咳嗽有痰，无汗，二便通，舌苔白厚，脉细弦而缓。

此属重感风寒，经络阻滞，肺气失肃。拟以宣化表里之法，以得微汗为吉。

麻黄4.5g，苏子6g，当归10g，旋覆花6g，乌药10g，前胡6g，桔梗6g，赤芍10g，海浮石10g，威灵仙10g，桂枝6g，秦艽10g，桑枝30g，焦麦芽12g，焦谷芽12g，云苓12g，忍冬藤15g，法半夏10g，陈皮6g，羌活4.5g，独活4.5g，甘草3g。

【吴兆祥按】

该患者重感8天，头痛，全身关节酸痛，咳嗽有痰，无汗。此属重感风寒，经络阻滞，肺气失肃之咳嗽。拟方宣化表里，以发汗为法，解表散寒，方能见效。

哮喘兼高血压
——上实下虚，肾虚肝旺案

【病例】

张某，女，59岁。1964年1月17日，初诊。

患者有高血压及哮喘病史七八年。1963年11月25日，喘息复发，经本院中医门诊治疗，患者服中药20余剂后，喘息与痰热上实之证减去了大半，然仍有腹胀便溏、咳白痰、腰酸带多、脉沉细之象。

病属肾虚肝旺，湿热下注，土不生金，肺受其制。治以温肾健脾、化湿定喘之法。

处方：桂枝、熟地黄、炒山药、炒白芍、细辛、砂仁、附片、半夏、焦建曲、车前草、炮姜、炙甘草、云苓、白术、补骨脂、五味子、陈皮。

1964年3月5日，二诊。

以上药味加减，共服19剂后，患者哮喘、腰酸、带下均减，大便已调。舌苔厚腻，脉象渐渐有神。再以配制丸药长服，以巩固疗效。

熟地黄30g，云苓30g，附片10g，炒白芍30g，党参30g，法半夏15g，炒白术15g，细辛4.5g，炒山药45g，橘红12g，炮姜10g，五味子15g，补骨脂30g，焦曲30g，炙款冬花15g，炙甘草15g。共研细末，水丸如绿豆大，每日早、晚各服6g。

【吴兆祥按】

此例为上实下虚、肾虚肝旺之证。上实者乃肝阳夹肺气上冲，则发咳喘；下虚者乃脾肾湿浊下陷，则腰酸带多、大便溏薄。上实为虚中的标实，非真实之证，下虚为虚中的真虚。此种证候在中医学中属于虚劳范围。按《内经》的治法，不外乎"虚者补之""劳者温之"，如肺伤补脾、肝虚补肾，此为治疗此病的重要原则，故以金匮肾气丸、金水六君煎、四君子汤等方加减治疗。

肺气肿、慢性支气管炎兼血压低
——肺心同病案

【病例】

回某，女，46岁。1978年8月20日，初诊。

患者素有肺气肿、慢性支气管炎病史，血压偏低，易感冒，汗多，时有咳喘，喷嚏多，胸闷，大便偏秘，四肢关节酸痛，影响睡眠。月经按月而至。舌苔白，左脉弦滑数、右脉沉细无力。

患者久犯咳喘，肺气早伤，兼有风湿，心血不足，故拟方如下：

生黄芪20g，法半夏10g，旋覆花6g，稀莶草12g，桑寄生15g，桂枝10g，杏仁6g，瓜蒌12g，远志6g，云苓15g，紫菀10g，陈皮6g，秦艽6g，当归10g，白芍10g，五味子6g，鸡血藤10g。3剂，水煎服。

哮喘

——风寒感冒，肺失肃降案

【病例】

李某，女，71岁。1974年3月11日，初诊。

患者素有气管炎咳喘病史，感冒8天，身热形寒，咳喘，咳痰如沫，胸闷，大便干，舌苔黏白，脉弦滑数。

此属风寒感冒所致肺失肃降，拟以宣肃化痰定喘治疗。

麻黄3g，杏仁10g，旋覆花6g，细辛1.5g，橘红6g，桂枝4.5g，苦桔梗6g，海浮石12g，五味子4.5g，焦谷芽10g，焦麦芽10g，前胡6g，清半夏10g，枇杷叶12g，瓜蒌12g，紫菀6g，炙苏子6g，厚朴花4.5g。2剂，水煎服。

1974年3月13日，二诊。

患者服药后，身热已退，咳喘吐痰不已，舌尖绛，口干，脉细弦数。再以化痰定喘为主。

炙苏子6g，苦桔梗6g，清半夏6g，紫菀6g，厚朴花4.5g，杏仁6g，旋覆花6g，橘红6g，五味子3g，远志6g，川贝母10g，海浮石12g，枇杷叶12g，焦谷芽10g，焦麦芽10g，云苓12g，麦冬6g，全瓜蒌15g，炙桑皮10g。水煎服，3剂。

【吴兆祥按】

该女性患者71岁，素有气管炎咳喘病史，感冒8天，身热形寒，咳喘，咳痰如沫，胸闷，大便干，舌苔黏白，脉弦滑数。先用宣肃化痰之法治疗，身热虽退，但仍哮喘、便干、脉弦数不已。此属偏于肺热之哮喘，故以降气泄肺通便为主，病即痊愈。
古人云，喘病有肺喘和肾喘，肺喘属实，肾喘属虚。喘由外感
者，治肺；由内伤者，治肾。故治疗以肺主出气，肾主纳气也。
出气粗而喘为肺病，吸气促而喘为肾病。该病人由外感引起哮
喘，且有便干、脉弦数等症状，为实喘，对症下药，病得以愈。

慢性支气管炎
——肺肾两伤案

【病例】

王某，男，34岁。1962年1月22日，初诊。

该患者于1961年5月25日来本院中医门诊诊治。当时，咳嗽
已1年多，甚则作喘，痰少色白，夜间较重，遇感冒则病势加
剧，饮食、二便均正常，脉弦滑，经西医治疗半年余无效。患者
素嗜烟、酒、茶。至1962年1月17日，半年多来，患者共服中药
53剂，病未好转，今日转于本医治疗。诊见：咳嗽2年之久，无
痰，气喘，腰痛溲多，舌苔薄，两脉弦，重按无力。

此属肾气不足，肺失润肃。拟以滋肾润肺为主治之。

熟地黄6g，川贝母6g，南沙参10g，杏仁6g，炙枇杷叶10g，
麦冬6g，枸杞子10g，五味子3g，阿胶6g，炙款冬花6g，炙百部
6g，甘草3g。2剂。

1962年1月25日，二诊。

患者初诊药后，病情未见缓解。两脉弦、虚大。再以原法加减。

熟地黄10g，枸杞子10g，川贝母6g，五味子6g，款冬花10g，南沙参10g，冬虫夏草10g，金狗脊10g，炙枇杷叶10g，杏仁6g，炙百部10g，砂仁2g。3剂。

1962年1月30日，三诊。

患者二诊药后，咳喘、腰痛均好转，小溲仍多。舌苔薄，两脉弦而数。再以润肺纳气法治疗。

熟地黄10g，南沙参10g，川贝母6g，枸杞子10g，五味子6g，阿胶10g，款冬花10g，炙枇杷叶10g，炙百合10g，麦冬10g，冬虫草10g，炙甘草3g。3剂。

1962年2月23日，四诊。

患者服药后，腰痛溲多均减，咳喘渐轻，咳痰爽，舌苔薄，脉弦数。肺阴已伤，肾气不足。再以纳气润肺为治。

熟地黄10g，南沙参10g，枸杞子10g，川贝母6g，五味子6g，麦冬10g，冬虫夏草10g，炙百合10g，阿胶6g，炙枇杷叶10g，生蛤壳15g，紫菀6g。3剂。

【吴兆祥按】

此例患者初病在肺，久而及肾，肺肾两伤，所以用清肺化痰、宣肺定喘之剂徒快一时，是不能彻底收效的。查患者主要症状，如久咳无痰、气喘，则属肺虚而燥；腰痛溲多、脉弦虚大，则属肾虚失气。故用补肾以纳气、清肺养阴之法治之。母子同病，肺肾兼顾，始能收效。故应用七味都气丸、清燥救肺汤加减治疗。

肺囊肿
——肺阴虚，湿热阻肺案

【病例】

霍某，男，35岁。1963年12月21日，初诊。

病史：患者右侧胸部疼痛，呼吸及咳嗽加剧，呈持续性，轻咳则咳少量黄痰，无发热，饮食与大小便正常。无外伤史，无咯血史。

查体：一般情况可，咽部未见异常，右肺部呈清音，两肺呼吸音正常，但稍弱，心率82次/分，腹部平软，全腹无压痛，肝脾肋下未触及，肠鸣音正常。

检查：行痰培养2次，均未发现抗酸杆菌；血沉第一小时11毫米；白细胞5.9×10^9/L，中性粒细胞46%，淋巴细胞39%，嗜酸性粒细胞8%，嗜碱性粒细胞7%；前后共行胸部透视3次、支气管造影1次，诊断为右肺上叶肺囊肿、左上肺结核已钙化。

外科建议其住院手术治疗，但因患者暂不愿手术治疗，遂来中医内科门诊求治。据述，右胸部自觉隐痛已近2月，微咳有痰，时有心悸，舌尖如锯齿状，舌苔白腻，脉象弦滑、虚数。

根据中医辨证，病由风热内侵，与湿热痰涎互阻蕴蒸肺窍而致，拟以肃肺化痰、清热化瘀软坚为主。

白薇6g，炙白前6g，桃仁10g，杏仁10g，冬虫夏草10g，冬瓜子10g，炒薏苡仁10g，川贝母6g，旋覆花6g，紫菀6g，赤芍10g，苦桔梗6g，生蛤壳15g，牡丹皮6g，生甘草3g。3剂。

1963年12月24日，二诊。

服药后，患者右侧卧位可倚卧而睡，但咳嗽不止，舌苔白腻，脉细弦略数。再以前法加养肺阴之味。

北沙参10g，苦桔梗6g，旋覆花6g，冬瓜子10g，白前6g，炙枇杷叶10g，生蛤壳12g，赤芍10g，桃仁10g，杏仁10g，炙百部10g，冬虫夏草10g，生甘草3g，海浮石10g，川贝母10g，薏苡仁10g。7剂。

1964年1月3日，三诊。

患者服中药后，精神渐振，右胸隐痛大减，唯夜内仍干咳不止，有时食后脘胀，舌苔白腻，脉细弦数。肺阴已伤，消化较差。再以润肺化痰佐以和中之法治之。

南沙参12g，桃仁10g，杏仁10g，炙百部10g，旋覆花6g，川贝母10g，苦桔梗4.5g，冬瓜子12g，生蛤壳12g，紫菀6g，炙枇杷叶10g，牡丹皮6g，冬虫夏草10g，焦麦芽12g，厚朴花4.5g，赤芍10g。7剂。

1964年1月10日，四诊。

患者近来夜内咳嗽时痰少难出，咽干觉热，舌苔白腻，脉细弦数。再以肃肺清热化痰。

炙白前6g，炙前胡4.5g，桃仁10g，杏仁10g，苦桔梗6g，炒枳壳6g，川贝母10g，炙百部10g，冬虫夏草10g，冬瓜子12g，牡丹皮6g，炙枇杷叶10g，海浮石10g，知母6g。7剂。

1964年1月17日，五诊。

患者服药后，胸疼已减，仍微咳，咳少量痰，自觉口渴，咽部有热感，脉弦数。当日行胸部透视检查，未见右胸有明显囊肿存在，两侧肺纹理稍粗。患者肺囊肿虽消，肺阴未复，再予养阴清肺、化痰活络以善其后。

北沙参10g，苦桔梗6g，旋覆花6g，生蛤壳12g，炙枇杷叶10g，炙前胡4.5g，炒枳壳6g，炙百部10g，冬虫夏草10g，海浮石10g，桃仁10g，杏仁10g，川贝母10g，冬瓜子12g，牡丹皮6g。

【吴兆祥按】

肺囊肿属中医学"肺痈""肺痿"范畴，可见于肺脓肿、肺坏疽、支气管扩张和支气管炎化脓性感染期及其他肺部疾病继发化脓性感染后。肺痈初起高热恶寒，胸内作痛，咳而喘满，咳痰臭秽而可见脓血，如经久不愈，日久肺叶朽烂，干枯而痿则成肺痿。而本例即无高热形寒，痰亦无脓血臭味，证候有别，故不属于肺痈范畴。据其咳嗽有痰、胸部作痛、脉弦滑虚数的症状，本案可辨为肺痿。据查，患者原有左肺结核钙化，因此很可能已有肺阴早伤之象，更以风热内侵与湿热痰涎互阻蕴蒸肺窍而致，故此治以肃肺化痰清热软坚为主。用药如白薇、炙白前、紫菀、川贝母清热化痰；冬瓜子、炒薏苡仁、桃仁、杏仁、赤芍、苦桔梗、牡丹皮、生甘草泻肺化痰；旋覆花、生蛤壳软坚化核；冬虫夏草为治肺病之良药，服药3剂后患者右侧卧位可倚卧而睡，但咳嗽不止，故后加北沙参、海浮石、炙枇杷叶、炒枳壳、炙百部等出入为法。患者共服24剂药后，至五诊时原有的右肺上部之囊肿已消失，仅见两肺纹稍粗，证明肺阴之伤未复，故仍应以养阴清肺、化痰活络兼顾脾胃为法以善其后。

喻嘉言说，凡治肺痈以清肺热、救肺气为主，其肺叶不致焦腐，其金乃生，故清一分肺热即存一分肺气。治此肺囊肿一例，为里虚肺热之证，遵照喻嘉言清肺热、救肺气之法治疗，获得意外之疗效。

第三章　循环系统疾病

高血压
——肝肾阴虚，脾湿不运案

【病例】

姚某，男，42岁。1975年7月22日，初诊。

患者14岁开始右腿萎缩，近四五年血压渐高。今年初开始，血压逐渐提高到180/130mmHg，头晕甚剧，后脑发涨而热，头额阵痛，晨起腰胀，尿频，口渴思饮，胃纳好，大便不调，舌苔糙白，两脉细弦略数。西医检查为心肌劳损，诊断为高血压病。中医诊断为肝肾阴虚，肝阳上亢，脾湿不运。治宜滋养肝肾、潜肾阳、健脾利湿之剂。拟以柔肝益肾引热下行，以观变化。

生黄芪15g，生地黄15g，熟地黄15g，牡丹皮10g，防己10g，云苓18g，北沙参10g，南沙参10g，山药18g，牛膝15g，当归10g，车前子12g（布包），白芍12g，赤芍12g，枸杞子15g，白茅根30g，丹参15g，狗脊18g，玉竹30g，生石决明30g，鳖甲20g，龟甲30g。3剂，水煎早、晚服。

1975年7月31日，二诊。

患者服药3剂后，头晕痛渐轻，血压平，140/90mmHg，大便较溏，口渴渐缓，腰胀渐轻，尿后淋沥不尽，夜寐仍差，舌苔糙白，脉弦滑。病虽好转，仍不彻底。再以原法增减。

生黄芪18g，炒苍术6g，炒白术6g，炒枣仁12g，云苓18g，丹参12g，南沙参6g，北沙参6g，生地黄15g，熟地黄15g，防己10g，狗脊15g，牛膝12g，白芍10g，赤芍10g，山药18g，白茅根30g，枸杞子12g，龟甲30g，生石决明20g，鳖甲20g，玉竹30g，车前子12g（布包）。5剂，每晚服1次。

【吴兆祥按】

该男性患者42岁，头晕甚剧，后脑发涨而热，头痛，口渴，舌糙，脉弦数。血压偏高，180/130mmHg。此属肝肾阴虚之证，用滋养肝肾、潜肾阳、健脾利湿之法，引热下行，患者服药3剂，血压即平。为了巩固疗效，嘱患者三五天服药1剂，日久则可恢复健康。

高血压
——肝肾阴亏，虚阳上越案

【病例】

马某，女，50岁。1974年1月5日，初诊。

其患高血压，左侧头痛，心悸时作，口干，胃纳尚好，大便偏干，尿频数，舌绛苔薄，脉细弦略数。患者右肾已切除。月经自去年5月迄今未来潮。

此为肝肾阴亏、虚阳上越而致，拟以柔肝、滋阴、安神为法治疗。

生地黄20g，生牡蛎30g，天冬10g，麦冬10g，旋覆花6g，桑寄生15g，桑叶10g，太子参12g，鳖甲30g，女贞子10g，蛤粉12g（布包），桑椹30g，白芍15g，龟甲15g，枸杞子12g，首乌藤12g，五味子6g，磁石15g，珍珠母15g，牛膝10g。水煎服。

【吴兆祥按】

该女性患者50岁，右肾因病切除，必损先天之肾气，加之围绝经期妇女肝肾渐亏，故肝肾阴俱亏而致高血压，出现头痛、心悸、舌绛、脉弦数。以柔降、滋阴、安神为法治疗，服用了几剂，病情即大为好转。此后，患者来门诊一次，诉其症状改善，嘱其三五天服药1剂，日久则可痊愈。

高血压

——肝阴不足，下肢风湿痹阻案

【病例】

姜某，男，47岁。1978年10月28日，初诊。

患者头晕且胀，血压偏高，口渴，牙出血，有时心前区痛，两腿静脉曲张且肿，足凉，大便干，尿少而黄，舌绛苔薄，脉弦滑。

其患病10余年，肝阴不足，下肢风湿痹阻，故以补益肝肾、活血利湿为法治之。

白蒺藜15g，石决明20g，木瓜10g，远志6g，麦冬9g，白芍15g，秦艽9g，桃仁10g，杏仁10g，云苓15g，忍冬藤15g，生地黄15g，牛膝12g，石斛12g，络石藤12g，白茅根20g。5剂，每日早、晚各服1次。

高血压兼咳嗽
——肝阳素旺，肺有燥火案

【病例】

韩某，男，47岁，干部。1973年12月31日，初诊。

患者血压较高，心神不宁，过累则心悸失眠。既往曾患肺炎，近来咳嗽，痰黄而稠，口渴思饮，大便偏干。舌苔腻厚，脉弦滑数。

患者肝阳素旺，加之近来肺有痰热燥火，痰火内扰，心神不宁。治宜养肝化痰、清肺安神法。

南沙参15g，北沙参15g，旋覆花6g（布包），天冬10g，麦冬10g，云苓12g，川贝母10g，蛤粉12g（布包），白芍15g，珍珠母30g，远志10g，瓜蒌30g，枇杷叶12g，炒知母10g，枸杞子10g，竹沥水30g（冲服）。10剂。

另用熊胆10g，明矾10g，元明粉10g，共研细末，装胶囊，每次服0.6g，日服2次，饭前服。

【吴兆祥按】

该男性患者47岁，肝阳素旺，血压偏高，神志衰弱，加之近来肺有痰热燥火，在当地治疗无效而来诊。以养肝化痰、清肺安神之剂治之，服药10剂，诸症悉除，收效明显。

眩晕
——血虚肝旺，痰湿困脾案

【病例】

刘某，女，25岁。1983年1月10日，初诊。

自1982年11月19日始头晕，头有重物感，视物不转，枕后有刺痛感，无耳鸣，四肢无力，困倦，颈项自觉发硬，舌根发硬，眼眶有压迫感，夜寐多梦。据述，病自1982年8月行人工流产术后开始。神经检查未见异常，诊断为自主神经失调，注射红花注射液和维生素B_{12}注射液，同时口服刺五加、谷维素、维生素B、五味子糖浆等，未见好转。查：贫血面容，声音正常，舌红苔薄白，脉弦细。

此属血虚肝旺、脾运失健、痰湿困脾之象。

葛根18g，桑寄生30g，川芎10g，生石决明30g，茯苓15g，法夏10g，赭石10g，丹参30g，生地黄12g，当归10g，白芍10g，枸杞子10g，夜交藤30g，白蒺藜15g，陈皮10g，神曲10g。5剂，水煎服，日2次。

1983年1月31日，二诊。

患者服药后，头晕好转，四肢较前有力，诸症悉减，唯左耳鸣响，舌苔薄白，脉弦滑。再以前法加减。

葛根18g，川芎10g，生石决明30g，法半夏10g，九节菖蒲10g，磁石30g，桑寄生30g，赭石10g，蝉衣10g，丹参30g，生地黄12g，当归10g，白芍15g，枸杞子10g，菊花10g，神曲10g，珍珠母10g。5剂。

胸痛
——湿阻脉络案

【病例】

王某，女，16岁。1978年9月5日，初诊。

患者头部觉热，似有低热，胸痛气短，看书则心悸，烦躁出汗，四肢关节痛，口渴饮水则胃有水声，胃纳好，肝大且痛。患者曾患泌尿系统感染，双下肢浮肿，小便黄。舌苔薄，脉细弦略数。病已4年。

此属湿阻脉络之证，拟以强心阴佐以活络化湿为法治疗。

太子参15g，地骨皮12g，麦冬10g，桑寄生12g，云苓12g，当归10g，瓜蒌10g，五味子6g，络石藤10g，白茅根15g，白芍12g，远志6g，秦艽6g，鸡血藤10g，炒谷芽10g，炒麦芽10g，川贝母末3g（冲服），冬瓜皮12g，郁金6g，炙甘草10g。3剂，水煎服，早、晚各服1次。

风湿性心脏病

——脾肾不足案

【病例】

张某，女，44岁。1978年8月10日，初诊。

患者先患风湿性心脏病，几年前左半身不遂。现症：心悸不安，胃纳不佳，小便时而淋沥不尽，舌苔薄，脉细弦数。月经常提前而至，量多。

生黄芪60g，云苓30g，炒薏苡仁15g，紫河车15g，泽泻15g，人参15g，骨碎补15g，鹿角胶15g，秦艽10g，独活10g，何首乌15g，麦冬15g，白芍15g，菟丝子15g，地龙9g，熟地黄15g，五味子10g，当归15g，枸杞子15g，松节10g，防己15g，甘草15g。共研细末，炼蜜为丸，每丸8g，外包油纸，每日早、晚各服1丸。

冠心病

——心肾不足，脾失运化案

【病例】

李某，男，51岁。1976年2月4日，初诊。

患者经西医诊断为冠心病初期。现症：头晕、心慌，易于感冒，脊柱酸痛，心前区痛，掣及上肢酸楚，反酸，腰痛，舌苔白，脉细弦数。

此属心肾不足、脾失运化之证，拟以强心补肾、健胃制酸，佐以安神、柔和血管为治。

太子参30g，海螵蛸30g，山药30g，煅牡蛎20g，女贞子30g，白芍20g，炒白术18g，熟地黄20g，炒枣仁30g，丹参30g，云苓30g，半夏15g，枸杞子45g，焦麦芽30g，陈皮15g，吴茱萸12g，何首乌30g，炙甘草30g，白豆蔻10g。共研细末，每日早、晚各服4.5g。

第四章　泌尿系统疾病

尿路感染

——胃肠失调，下焦湿浊、湿热互阻案

【病例】

张某，女，22岁。1978年3月30日，初诊。

其患尿路感染1月余，腰痛，尿道不利，带下色黄，口渴，胃纳不香，舌边绛苔白腻，脉细弦滑。月经行经时腰酸。尿常规：白细胞10～15/HP，滴虫偶见。

此属肠胃失和，下焦湿热互阻。

苏梗10g，土茯苓15g，炒知母4.5g，炒黄柏4.5g，炒麦芽10g，炒谷芽10g，独活6g，泽泻10g，白芍6g，赤芍6g，山药15g，白茅根20g，仙鹤草10g，川续断12g，狗脊15g，苦参10g，旱莲草12g，牛膝10g，乌药6g。5剂，每日早、晚各服1次，均在餐前服。

嘱患者忌食生冷、味过咸食品。

1978年4月7日，二诊。

患者服药后，尿道不适大减，带下色黄、腰酸均减轻，胃纳不佳，舌苔中腻，脉细弦。此为肝胃不调、下焦湿浊阻滞之证。再以前法加减。

苏梗10g，云苓15g，泽泻10g，川续断12g，独活6g，桂枝6g，炒知母6g，炒黄柏6g，山药15g，白茅根20g，炒白术10g，土茯苓15g，焦麦芽10g，焦谷芽10g，赤芍6g，白芍6g，狗脊15g，乌药6g。5剂，每日早、晚各服1次均在食前服。

外洗方：生黄柏15g，苦参15g，蛇床子15g，贯众15g，生白矾10g。3剂，水煎，冲洗阴道，每日2次。

【吴兆祥按】

该患者患尿路感染1月余，腰痛，尿道不利，带下色黄，口渴，胃纳不香，舌边绛苔白腻，脉细弦滑。此属胃肠失调，下焦湿浊、湿热互阻之证。拟以调和阳明，分利湿热，并加用洗药，诊二次，病即痊愈。

尿路感染
——心肾不足，下焦湿热案

【病例】

田某，女，50岁。1978年7月4日，初诊。

患者腰酸胀，尿浑浊，少腹时痛，舌苔薄，脉细弦滑。尿常规：蛋白（+）。

此属心肾不足、下焦湿热之证，故拟肾气丸加味治之。

黄芪30g，狗脊30g，泽泻20g，牡丹皮15g，当归30g，川断30g，桂枝15g，猪苓20g，云苓30g，熟地黄60g，牛膝15g，甘草15g，枸杞子30g，山药30g，草薢30g。共研细末，制水丸，每日早、晚各服10g。

1979年1月7日，二诊。

患者素有慢性肾炎，近日来发热，小便浑浊，尿道热，腰痛，胃胀。舌苔厚，脉沉细。拟以宣化表里之法治之。

苏梗9g，云苓12g，厚朴6g，白茅根20g，半夏9g，旋覆花6g，杏仁9g，炒三仙各12g，陈皮6g，桂枝9g，泽泻10g，炒黄芩6g，生黄芪12g，桑寄生15g，白豆蔻5g。2剂。

尿崩症

——脾肾阳虚案

【病例】

田某，女，54岁。1982年8月20日，初诊。

其患慢性肾炎10余年，近1周来忽然尿频数、量多，腰痛身肿，少腹抽痛，不思饮食，心慌，失眠，怕冷，眼眶凹陷，舌苔白腻，脉沉细不应指。尿常规：蛋白（++++）。

此患者气血亏，肾气弱，气化失职，属膀胱无权之脾肾阳虚证。治以温脾肾、回阳、补气血之法，佐以缩尿之味。

生黄芪30g，炒杜仲15g，陈皮10g，白蔻仁6g，草薢10g，党参20g，附片12g，桑螵蛸12g，川断12g，益智仁6g，菟丝子15g，肉桂10g，醋柴胡9g，补骨脂10g，甘草10g。3剂，早、晚各服1次。

1982年8月23日，二诊。

患者服药后，腰与少腹作痛渐缓，尿量减少，频数之象已减，胃纳渐开，舌苔白，脉象渐起。尿常规：蛋白（+）。病已好转，再以原法加减。

生黄芪20g，炒杜仲15g，肉桂8g，川断10g，党参15g，附片12g，陈皮10g，狗脊12g，醋柴胡9g，桑螵蛸10g，萆薢10g，焦麦芽10g，菟丝子12g，白蔻5g，甘草10g。3剂。

1982年9月4日，三诊。

患者因活动过力，病又复发，腰痛掣及少腹抽痛，尿量多，不渴，头部微热，汗多，舌苔滑白，右脉沉不应指、左脉沉弦。尿化验：蛋白（+++）。病由劳累受感而复发。再以前法加减。

生黄芪30g，佩兰7g，附片12g，川断10g，甘草10g，党参15g，炒杜仲15g，菟丝子15g，陈皮8g，狗脊12g，银柴胡10g，桂枝10g，桑螵蛸10g，白蔻5g，桑寄生10g。

1982年10月6日，四诊。

患者服药后，腰与少腹掣痛大减，胃纳不多，尿量中等、色略黄，舌苔白，脉沉细弦弱。尿化验：蛋白（++）。再以丸药徐治。

炙黄芪50g，炒杜仲50g，川断30g，狗脊30g，黄芩炭12g，党参50g，附片30g，菟丝子30g，陈皮20g，焦谷芽30g，焦麦芽30g，银柴胡15g，肉桂15g，补骨脂20g，白蔻仁10g，甘草30g，枸杞子30g，白芍30g，熟地黄50g，云苓40g，当归30g。共研细末，制水丸。每日早、晚各服6g，白开水送下。

慢性肾炎
——脾肾阳虚案

【病例】

索某，女，38岁。1962年7月17日，初诊。

患者于1960年底即患面部与下肢浮肿，并有头晕、心悸、腰痛、尿多，舌苔滑白，脉沉细。尿常规：红细胞10～15/HP，白细胞偶见。西医诊为慢性肾炎。由那时起，其不断行中西医治疗，结果不效。1962年6月至今，于本院中医科门诊治疗。诊见：浮肿已2年，头晕，面浮，心悸，气短，食后脘腹即胀，腰痛，溲多，下肢浮肿，口干不思饮，舌苔薄白，两脉细弦而弱。多次尿常规检查，红细胞最高达到30～50/HP，蛋白微量，反应（中），上皮细胞3～5/HP。

此属脾肾阳虚、心气亦弱之证，拟以崇土制水、兼补其气为主。

处方：党参、桂枝、云苓、焦白芍、乌药、黄芪、附片、杜仲、焦建曲、甘草梢、炒白术、良姜、当归、益智仁、大腹皮、山药、冬瓜皮、五味子。

1962年9月28日，二诊。

以上药方加减，患者共服41剂，浮肿与腹胀均消，大小便亦调，舌苔薄白，脉象已缓滑。1962年9月17日尿常规：红细胞偶见，反应（弱），蛋白（－）。病状既已逐渐消失，而身体的恢复尚需一段时间。配制丸药，徐图善后以根治。

黄芪60g，焦建曲30g，白术45g，五味子10g，山茱萸30g，党参60g，熟地黄30g，附片15g，补骨脂15g，鹿角胶30g，云苓30g，炒枣仁30g，炮姜15g，山药60g，乌药10g，肉桂10g，杜仲30g，川断30g，青毛茸10g，乌梅炭10g。共研细末，水泛为丸，早、晚各服6g。

【吴兆祥按】

西医所言慢性肾炎一症属中医学"水肿"范畴。而在《金匮要略》中又属于"石水"一项。石水属里为阴，水邪结于下焦，故腹胀而脉弱腿肿。脾虚则土不制水而反克，肾虚则水无所主而妄行。水不归经，则形成水肿。治法以崇土制水、健脾温肾为主。适用方药以真武汤、实脾饮、金匮肾气丸加参芪之类灵活应用，患者治疗2个月，疗效满意。

慢性肾炎
——心肾阴亏案

【病例】

石某，女，37岁。1974年12月8日，初诊。

其患肾盂肾炎已5年余，左腰痛，时而心慌、汗出，周身浮肿，咽炎，大便2日一行，月经尚好，舌绛苔薄，脉细弦数。尿常规：蛋白微量，红细胞偶见，白细胞6～8/HP。

此属心肾阴虚之象。拟以丸药徐服。

太子参30g，枸杞子30g，旋覆花12g，车前子20g，天冬30g，麦冬30g，生地黄30g，熟地黄30g，川贝母18g，蛤粉30g，旱莲草30g，煅龙齿30g，女贞子30g，玄参20g，仙鹤草30g，泽泻20g，远志15g，生甘草15g，柏子仁30g。共研细末，炼蜜为丸，每丸10g，每早、晚服2丸。

慢性肾炎兼高血压
——肝肾阴虚，湿浊互阻案

【病例】

张某，男，51岁。1982年7月6日，初诊（来信求诊）。

患者来信说，1981年9月开始，腰痛，腹胀，小便次数多，大便溏，失眠，周身浮肿。尿常规：白细胞（++），蛋白（++）。血压最高达200/130mmHg。

此为肝肾阴虚，虚阳上越，气血失调，湿浊互阻。

生黄芪30g，防己10g，附子10g，炒薏苡仁10g，乌药10g，桂枝12g，云苓20g，狗脊15g，炒白术10g，陈皮12g，泽兰12g，大腹皮12g，炒杜仲12g，干姜9g，木香9g，焦三仙各12g，甘草10g，5剂，每日早、晚各服1次，均在饭前服。

嘱患者忌茶水，以及生冷、过咸食物。

1982年7月23日，二诊。

患者来信说，服药后浮肿已消，腰痛渐轻，血压好转，睡眠亦好。尿常规化验：蛋白、白细胞均有好转。前法既效，再以原法加减。

生黄芪20g，附子10g，炒白术10g，焦三仙各10g，甘草10g，肉桂10g，狗脊15g，干姜8g，陈皮10g，云苓15g，炒杜仲12g，乌药8g，泽兰叶10g。10～20剂，2日服1剂，饭前服。

三诊。

该患者患慢性肾炎，服温化脾肾之药，诸恙好转。服完汤剂之后，继续配丸药1料，以巩固疗效。

党参50g，云苓30g，木香15g，焦三仙各30g，甘草30g，黄芪30g，狗脊30g，泽泻15g，熟地黄15g，陈皮20g，肉桂20g，炒杜仲30g，干姜15g，山药50g，附子20g，炒白术30g，乌药15g，枸杞子30g。共研细末，制水丸，每日早、晚各服10g，均在食前服。如患感冒等停服，治愈后再继续服丸药。禁忌同前。

肾小球肾炎
——脾肾两虚案

【病例】

宋某，男，60岁。1977年5月3日，初诊。

西医诊断为肾小球肾炎，浮肿，头晕，心悸，心前区发闷，失眠，舌苔薄白，脉沉细。尿常规：蛋白（＋），可见少量白细胞、红细胞。

此为脾肾两虚，治宜健脾补肾之法。

黄芪30g，太子参30g，当归30g，赤芍15g，白芍15g，云苓30g，川芎15g，熟地黄21g，防己21g，山药30g，枸杞子30g，远志

15g，首乌藤30g，柴胡12g，白术15g，泽泻21g，肉桂9g，炒枣仁30g，郁金12g，玉竹30g，甘草30g。共为细末，早、晚各服6g。

患者服药1料，病已痊愈，至今5年未作。

慢性肾盂肾炎
——心肾不足，脾气较弱案

【病例】

丁某，女，42岁。1975年10月11日，*初诊*。

患者正值慢性肾盂肾炎恢复期，常因进食咸菜引起浮肿，伴气短、心慌、大便偏溏。舌苔薄。脉细弦缓、尺弱。

此为心肾不足，脾气较弱。拟丸药徐治。

党参30g，枸杞子30g，山药60g，川断20g，黄芪30g，女贞子30g，当归30g，补骨脂18g，熟地黄30g，麦冬20g，白芍25g，云苓30g，肉桂6g，牡丹皮15g。共研细末，制水丸如绿豆大，早上、下午各服6g。

尿血症
——脾肾两亏案

【病例】

吴兆祥，男，82岁。1977年4月20日，自诊。

1977年4月20日夜，本人忽然尿鲜血3次，无腰痛，无尿道痛，周身无异常。次日，检查尿常规：红细胞满视野。经某医院泌尿系专家检查，考虑为尿毒症，并开了处方，是两种止血药。药未服。我根据脾肾两亏的原因，即一是脾不统血、二是肾不摄固，辨证论治，以补中益气汤和无比山药丸加减。

黄芪15g，炒白术10g，牛膝10g，黄柏炭3g，泽泻10g，党参12g，山药18g，茯神12g，五味子6g，当归10g，生地黄炭12g，炒杜仲15g，藕节炭6g，炙甘草10g，菟丝子12g。2剂，水煎，食前服。

【吴兆祥按】

服此方2剂，尿血停止。我自此次患尿血症以后，每年要犯一二次，照此方服用，一二剂即见效。今年（1981年）3月，我在阜外医院因喘息、尿闭住院时尿血复作，但较往次症轻，尿检发现红细胞满视野，大夫便说："不得了！"他们不同意我服中药。因此，我只得暗自开此方，叫我的子女买药煎好后送来。当日晚间我仅服一煎，尿血即缓解，次日尿检，尿中红细胞便消失了。

肾结石

——肾亏案

【病例】

马某，男，28岁。1977年7月7日，初诊。

患者腰痛，尿黄，尿检可见大量红细胞，舌苔薄腻，脉沉细。经医院检查，诊为右肾结石。

此为肾亏尿血而致。拟以益肾化石法治疗。

金钱草20g，乌药10g，滑石12g，木香6g，云苓15g，鱼枕骨12g，旱莲草12g，当归10g，石韦10g，白茅根15g，海金沙15g，仙鹤草12g，党参12g，车前子10g（布包），泽泻10g，生地黄炭15g，甘草梢10g，牛膝10g，炒杜仲30g。5剂，水煎服，每早食前服1煎。

嘱患者忌食生冷、过咸之味。

1977年7月23日，二诊。

患者腰痛大减，尿黄，下肢疲倦无力，舌苔白，脉细弦沉、右尺不应指。尿常规检查红细胞已减，蛋白（-），上皮细胞（-）。透视发现结石未化。

此属血尿伤肾，凝结砂石。再以丸药根治。

党参60g，山药30g，肉桂15g，昆布30g，木香15g，车前子30g，鱼枕骨60g，云苓60g，泽泻30g，旱莲草60g，海浮石30g，狗脊90g，甘草30g，炒杜仲30g，熟地黄90g，乌药20g，仙鹤草60g，石韦30g，当归30g，金钱草60g，牛膝30g，附子60g。共研细末，制水丸，每日早晨、下午食前各服6g。

【吴兆祥按】

该男性患者28岁，在西北工作，在当地医院治疗不效，来北京求诊。腰痛，尿黄，尿检可见大量红细胞，舌苔薄腻，脉沉细，此属肾亏，兼有砂石。拟以益肾利尿化石法，配制丸药徐服，以图康复。

输尿管结石
——益气温阳法治疗案

【病例】

吴兆祥，男，77岁。1972年9月12日，自诊。

昨日（1972年9月11日），本人突然腰痛，如刺如绞，阵阵加剧疼痛难忍，窜及左侧少腹，牵掣左侧睾丸作痛，小便不利。尿常规：尿蛋白（－），红细胞10～15/HP；腹部X线平片可见左侧输尿管下端有0.2cm×0.3cm的结石阴影。西医诊断为左侧输尿管结石，转中医治疗。症见：两腿无力，怕冷，四肢不温，大便溏。面色白，舌质淡胖有齿印，舌苔白腻，脉象沉细。素有高血压病、冠心病史。

此乃高年之体，脾肾素虚，气化不利，阳气不能温化，湿浊聚结而成结石。方书有云，肾虚湿热蕴蒸可成结石，但本人并无湿热征象，故八正散、排石汤皆不宜用。投以益气温阳、化气排石之剂治之。

生黄芪15g，党参12g，附子6g，牛膝9g，海金沙15g，肉桂5g，车前子9g，杜仲15g，小茴香6g，补骨脂9g，王不留行9g，甘草梢6g。2剂，水煎服。

服药第二日，从小便中排出一块绿豆大的结石，疼痛消失，腹部X线平片示结石阴影消失。至今未复发。

尿路结石后遗症
——肾虚血瘀案

【病例】

王某，男，60岁。1979年6月12日，初诊。

其曾患腰痛诊为尿路结石，此后时左肋下隐约作痛，饮食与二便均好。

此属尿路结石后遗症。拟以补肾活血、软坚利尿法治疗。

熟地黄30g，当归15g，桂枝10g，杜仲15g，乳香6g，没药6g，桃仁12g，云苓20g，赤芍15g，旱莲草20g，川断15g，乌药10g，泽兰15g，泽泻15g，牛膝12g，王不留行12g，金钱草50g，木香12g，降香10g，陈皮12g，石韦12g，海藻20g，海浮石20g。共研细末，制水丸，每早、晚服10g，白开水送下。

嘱患者忌食过咸之味，以防结石。

【吴兆祥按】

该男性患者60岁，曾患尿道结石，近来时有左肋下隐约作痛，饮食与二便均好，老年之人素体衰弱、肾气不足，特此预先服用补肾活血、软坚利尿法治疗，如能长期服用，可见效。

第五章　神经、精神系统疾病

神经官能症
——心脾不足案

【病例】

何某，女，62岁。1977年11月15日，初诊。

患者头晕且痛，晨起心中不舒，不舒之时欲大便，心悸，易失眠，干咳，反酸吐沫，浮肿，大便溏，舌苔厚，脉细弦濡。

此属心脾不足之证。

党参12g，法半夏10g，炒吴茱萸6g，炒尾连3g，远志10g，太子参12g，橘红6g，海螵蛸15g，泽泻10g，苏梗6g，云苓15g，炒白术10g，焦六曲10g，干姜6g，白芍10g，佩兰6g，白豆蔻3g，炙甘草10g。2剂，水煎服。

1977年11月29日，二诊。

患者服药后，胃痛与大便稀均好转，心悸也缓，仍失眠、浮肿，舌苔厚，脉细弦濡、左脉弱。再以心脾两治。

党参18g，法半夏12g，炒白术12g，白芍10g，肉桂6g，太子参15g，橘红10g，炒吴茱萸6g，炒尾连3g，远志10g，焦六曲15g，苏梗10g，云苓15g，干姜6g，木香6g，白豆蔻15g，甘草10g，泽泻12g。共研细末，每次服3g，口服2～3次，均在食后1小时服。忌茶水，以及生冷、难消化之物。

【吴兆祥按】

该女性患者62岁，心脾不足，神志衰弱，此属慢性病证，必须长期补养，始能日渐好转。故以人参归脾汤加味配制药面，徐服，以图恢复。

神经官能症
——肝胃失调案

【病例】

杨某，女，46岁。1973年6月10日，初诊。

患者素有胃炎病史，口苦泛酸，或吐食水，时有右侧头痛、失眠，舌苔滑白，脉沉细略数。

此属肝胃失调之证，拟配制药末继续服用。

太子参30g，吴茱萸10g，陈皮15g，焦六曲30g，酒黄芩10g，法半夏30g，尾连10g，白芍15g，白豆蔻15g，云苓15g，良姜15g，海螵蛸60g，佩兰15g，煅牡蛎30g，甘草30g。共研细末，每次服1.5g，每日服2～3次，均在食后服。

嘱患者忌茶水，以及生冷、酸味食物。

【吴兆祥按】

该女性患者46岁，素有胃病，呕吐食水酸水，头痛，有时失眠。此属肝胃失调之证，长此以往易引起高血压等循环病证。此类情况在临床上很多，治法以调理肝胃为主，可收良效。

神经官能症兼脱发
——心肾不交案

【病例】

杨某，女，22岁，学生。1973年8月13日，初诊。

患者用脑太过，脱发，夜间入睡困难，纳少，苔薄，脉细弦滑。

此乃思虑过度，精血损耗，心肾不交。拟以养血宁心安神、滋补肝肾之法治之，配丸药服用。

旱莲草90g，生地黄30g，熟地黄30g，大黑豆90g，天冬30g，麦冬30g，炒谷芽30g，炒麦芽30g，当归30g，远志20g，黑芝麻60g，炒枣仁30g，煅磁石60g，首乌藤90g，白芍40g，云苓30g，牡丹皮15g，五味子30g，枸杞子30g。共研细末，制蜜丸，每丸10g，早、晚各服1丸。

【吴兆祥按】

该患者因学习用脑太过，先患脱发继而夜寐困难，胃纳不旺，脉细弦略滑。拟以宁心安神、滋补肝肾为治，配丸药服用。药后脱发已止，夜寐好转，前法既效，仍照原方继服1料而愈。

抑郁
——痰热互阻案

【病例】

沈某，男，45岁。1973年6月17日，初诊。

夜间咽关痰声辘辘，有时心悸不安，饮食、二便尚好，夜间梦话时作，舌苔薄，两脉细弦滑。

此属神志郁结痰热中阻，再以强心润肺、清热化痰安神为治。

南沙参30g，北沙参30g，旋覆花10g，远志12g，胖大海10g，丹参15g，太子参15g，蛤粉30g，天冬30g，麦冬30g，生地黄30g，甘草10g，川贝母30g，煅瓦楞子15g，郁金15g，枸杞子15g，黄连6g，云苓15g，琥珀10g，陈胆星15g，朱砂6g（研细上衣用）。共研细末，制蜜丸，每丸10g，上朱砂衣。

1973年9月23日，二诊。

患者药后夜间咳痰渐爽，眠较安，梦话时作。再以镇惊化痰、清热安神为治。

南沙参30g，北沙参30g，旋覆花10g，煅礞石15g（打），黄连10g，天竺黄15g，太子参15g，蛤粉45g，远志12g，天冬30g，麦冬30g，石菖蒲10g，川贝母30g，瓦楞粉15g，生地黄60g，郁金15g，苏子15g，胖大海15g，枸杞子15g，玄参15g，云苓15g，朱砂10g（研细上衣用），生甘草10g，琥珀10g，陈胆星15g。共研细末，以竹沥汁60g拌药末阴干再制蜜丸，每丸10g，上朱砂衣。

抑郁

——气滞痰郁案

【病例】

沈某，男，45岁。

其先患感冒咳嗽，咳吐黄痰。又因家务，气郁不舒。患者先服感冒类止咳药，而病未痊愈，夜间咽中感觉有痰，咳之不出，有时心悸不安，夜寐不宁，多梦，饮食、二便尚好，舌苔薄腻，脉弦细。

此患者咽中不适，咳之不出，为气滞痰郁；且肺有蕴热，导致痰热互阻，气失舒展；而心悸不安，夜寐不宁，脉弦细，又是虚证的表现，故此证属虚实夹杂。

法半夏10g，茯苓15g，陈胆星6g，枳实6g，川贝母10g，海蛤粉10g，旋覆花10g，丹参10g，太子参12g，天冬6g，麦冬6g，郁金10g，琥珀末1.5g。5剂，水煎服。

二诊：患者服药后，夜间咳痰渐爽，心悸也渐安，但仍夜寐不宁，再以化痰清热、镇惊安神为治。于前方中加石菖蒲3g，酸枣仁15g，患者续服5剂而愈。

【吴兆祥按】

患者先患感冒咳嗽，肺有蕴热，又因家务问题郁气不舒，先予治风热感冒行气之药，病情缓解未彻底。患者来诊，根据其气滞痰郁、虚实夹杂之特点，又开了2次方药，以化痰清热、镇惊安神为主，患者服药期间，安心静养，渐渐痊愈。

【吴中云按】

气滞痰郁在郁证中属于实证，但在临床中也有虚实夹杂的情况，本案即为一例。治以养心润肺、清热化痰，佐以镇惊安神。以温胆汤加减。本案针对患者气滞痰郁虚实夹杂的特点，在用药上以法半夏、川贝母、海蛤粉、陈胆星、旋覆花清化痰热；茯苓、太子参与丹参、郁金同用，既可益气养心又可行气解郁，心、肝、肺诸经气机调畅，则可助消除痰热；再配以天冬、麦冬养阴清肺；石菖蒲、酸枣仁等安神益智。诸药合用，针对主证病机，适当兼顾虚实，故收到满意疗效。

精神失常症
——心肾不交案

【病例】

朱某，男，27岁，战士。1973年10月16日，初诊。

患者因情感问题，气恼成病，现症：神志失常，言语错乱，腰痛，腿沉，头胀且热，夜寐困难，心悸，遗精，口干，大便较干，夜间尿频，舌绛苔薄，脉细弦数。

心肾阴亏，虚阳上冲，脑力失常。此乃所愿不遂，郁而化火，灼液成痰，心肾阴耗，心肾失交，虚阳上冲，痰蒙于心所致。拟以解郁清火、滋肾宁心、化痰安神为法治之，配丸药徐服。

太子参30g，麦冬30g，天冬30g，山药30g，煅磁石60g，首乌藤30g，南沙参60g，枸杞子60g，肉苁蓉45g，五味子30g，金樱子30g，熟地黄30g，生地黄30g，牡丹皮40g，煅龙骨30g，煅牡蛎30g，白芍30g，柏子仁30g，旱莲草30g，玄参40g，远志40g，炒枣仁60g，瓜蒌仁30g，陈胆星30g，川连15g，琥珀15g，朱砂15g（研细上衣用）。共研细末，制蜜丸，每丸10g，加朱砂衣。早、晚各服2丸。

1973年12月30日，二诊。

患者服药后，病情有好转，神志清，问答切题，但仍头沉不清，夜间烦躁不寐，腰酸，口干不思饮，胃纳不香，大便干，尿频，遗精，舌绛苔薄，脉细弦数。

此属心肾阴亏，虚阳上越，神志失宁，再以丸药徐服。

太子参30g，麦冬30g，天冬30g，远志30g，白芍60g，炒枣仁60g，南沙参60g，枸杞子60g，石菖蒲40g，五味子30g，云苓30g，生地黄60g，牡丹皮30g，煅龙骨30g，煅牡蛎30g，首乌藤60g，琥珀15g，黄连30g，肉苁蓉60g，煅磁石60g，金樱子30g，陈胆星15g，朱砂15g（研细上衣用）。共研细末，制蜜丸，每丸10g，加朱砂衣，晚服2丸。

【吴兆祥按】

该男性患者27岁，部队战士，因情感问题，气恼成病，神志失常，言语错乱，腰痛，腿沉，头胀且热，夜寐困难，心悸，遗精，口干，大便较干，夜间尿频，舌绛苔薄，脉细弦数。此为心肾不交之证，治以解郁清火、滋肾宁心、化痰安神为法。患者一面吃药，一面回老家休养。经过1年多的治疗，其神志逐渐恢复正常，返回了工作岗位。

癔症

——脏躁案

【病例】

杨某，女，20岁。1981年5月26日，初诊。

患者近1年来睡眠差，神志恍惚，烦躁，情绪不稳，寝食不安，动则汗多，舌绛苔薄。

由于心脾阴液不足，虚阳上扰，至神志恍惚，拟以甘麦大枣汤加味治疗。

浮小麦60g，朱麦冬12g，朱茯神12g，生甘草15g，五味子7g，远志6g，红枣15g，生白芍15g，枸杞子10g。3剂，每日早、晚各服1次。

患者服药3剂，效果显著，再以原方调治半月即愈。

【吴兆祥按】

患者是我朋友杨老大夫的女儿，寝食不安，烦躁异常，诊为癔症。杨老大夫予镇静剂并行按摩治疗，患者均不见好转。实不得已，来我处治疗。癔症属中医学"脏躁"范畴。病机为情志过度失调、精神长期受刺激而致内脏阴液气血衰少，五脏空虚，故出现一派阴虚液少、急迫难忍的脏躁之象。予甘麦大枣汤加味治疗，此药具有甘润调补心脾的作用。患者服药3剂，效果显著。

【吴中云按】

此案例以甘麦大枣汤加减为法治之。朱茯神、朱麦冬养心安神、和中润燥；生白芍、枸杞子滋阴养心、柔肝安脾；佐以远志以交通心肾。诸药合用，使肝脾调和，气血充足。脏腑阴阳气血调和，则心有所养，神有所藏，故病愈。

神志不清

——心肾阴亏，虚阳上越案

【病例】

罗某，男，31岁。1974年12月6日，初诊。

患者于本年6月患心动过速，继而受神志刺激2次而忽然头痛失眠，记忆力减退，面赤眼红，口干，咽关有痰，腰痛腿沉，舌绛，脉左细弦滑、右部沉细无力。患者既往曾患前列腺炎。

此为心肾阴亏，虚火上炎，冲及脑经所致。拟方如下：

太子参30g，天冬30g，麦冬30g，蛤粉30g，煅磁石60g，沙参60g，玄参20g，山药30g，煅龙骨30g，煅牡蛎30g，生地黄30g，熟地黄30g，牡丹皮40g，五味子30g，旱莲草30g，白芍30g，枸杞子60g，石斛60g，狗脊30g，龟甲60g，云苓30g，远志20g，炒枣仁30g，女贞子30g，朱砂15g（研细上衣用）。共研细末，制蜜丸，每丸10g，朱砂为衣，早、晚各服2丸。

嘱患者宜少用脑，安神静养为要。

神志异常

——心脾两虚案

【病例】

高某，男，32岁。1975年2月4日，初诊。

患者因家事不遂，心情不适，情志郁结，以致头痛如压头顶，神志异常，胸脘胀满，心前区与背部阵痛，口干，胃纳尚可，大便日二三次，夜寐不安。舌绛、有裂纹，苔薄，脉细弦数。

古人云：思虑则伤心脾。患者情志不遂，胃阴也亏，拟以强心健脾、舒郁安神之法治之。

党参15g，白芍10g，石斛10g，石菖蒲6g，生枣仁10g，熟枣仁10g，云苓12g，当归10g，五味子6g，远志10g，山药30g，生白术10g，麦冬10g，丹参15g，炙甘草10g，莲子肉12g，郁金10g，生龙齿18g，磁石18g，木香4.5g。5剂，每晚服1次。

1975年3月9日，二诊。

患者服药后，头痛减而不已，时有腰、背及胸痛，项强，大便接近正常，情志郁结渐解，但想起家事仍有不适之感。舌绛、有裂纹，苔薄，脉细弦数。患者心脾不足，肝肾阴虚之火上冲头脑，则头痛心乱，再以前法出入，宜乎精神愉悦为要。

党参15g，当归10g，生地黄10g，熟地黄10g，丹参12g，石菖蒲6g，莲子肉12g，沙参15g，生白术10g，枸杞子12g，麦冬10g，远志6g，炙甘草10g，白芍15g，山药18g，石斛10g，五味子10g，炒枣仁12g，生龙齿40g，郁金10g，珍珠母40g，牡丹皮10g。5剂。

1975年5月15日，三诊。

患者服二诊药后，诸恙逐渐好转，头痛、腰背与胸痛均已消失，口干裂纹也渐化，饮食、二便、睡眠均正常。舌绛苔薄，左脉细弦缓、右脉弦滑。再以丸药根治。

党参30g，丹参45g，生地黄30g，熟地黄30g，山药30g，煅磁石30g，煅石决明30g，沙参45g，牡丹皮25g，女贞子45g，五味子30g，煅龙齿30g，白芍30g，枸杞子60g，玉竹30g，郁金15g，生白术30g，石菖蒲15g，首乌藤60g，麦冬30g，远志15g，云苓30g，炒枣仁60g，炙甘草30g，乌梅炭10g，海螵蛸60g。共研细末，炼蜜为丸，每丸10g，早、晚各服1丸。

【吴中云按】

治疗本证所用的方剂是在归脾汤益气补血、健脾养心的基础上加减而成。麦冬、石斛、白芍养阴柔肝；丹参、郁金、石菖蒲与山药、莲子肉同用，既清心开郁，又益脾肾。

痫病

——脾虚痰滞，肝火上冲案

【病例】

曹某，男，20岁。1976年2月20日，初诊。

其患痫病2年余，时而发病，自觉胸中烦闷，脑力减退，健忘，喉头有痰，夜寐差，胃纳不旺，大便干，舌光绛，脉细弦滑。

此属脾虚痰滞，肝火上冲之证。拟方如下：

太子参15g，半夏10g，煅礞石15g，远志10g，琥珀10g，川贝母10g，郁金12g，石菖蒲10g，茯苓12g，丹参15g，陈胆星10g，明矾10g，钩藤15g（后下），麦冬12g，炒枣仁15g，牡丹皮10g，天竺黄10g，生地黄15g，煅石决明15g，炒六曲30g，鸡内金15g，白芍15g。共研细末，竹沥水30g拌药末，制蜜丸，每丸10g，每晚服1丸。

面瘫

——肝郁气滞，经络失调案

【病例】

翟某，女，16岁。1974年1月18日，初诊。

患者新年当天忽然口角左偏，饮食困难，舌苔薄，脉弦滑。

由于气滞而受风，经络失调致病，拟以疏肝活络为法治疗。

醋柴胡6g，苦桔梗6g，玄胡10g，苏梗6g，醋香附12g，旋覆花6g（布包），郁金10g，忍冬藤15g，当归10g，赭石12g（布包），赤芍10g，白芍10g，桑寄生15g，青皮6g，龙胆6g，珍珠母30g，牛膝10g。2剂。

全蝎3g，蜈蚣1条，同研细末，分2次送下，冲服。

【吴兆祥按】

该女子16岁，新年当天忽然口角左偏，饮食困难，可能由于气滞受风而致，以疏解祛风、活络化瘀为治，服用2剂药后，周身汗出，不数日病愈。

头痛

——脑神失养案

【病例】

纪某，男，37岁。1976年1月13日，初诊。

1971年患者行阑尾切除术，术后继发脑膜炎，脊柱弯曲，脑后作痛，四肢麻木掣痛，吞咽困难，口吐白沫，进食依靠鼻饲。经西医治疗，现患者自进流质饮食，二便尚通，夜寐差，舌绛苔薄，脉细弦数弱。

该患者脑神失养，影响进食，姑拟一方以观变化：

白人参10g，天麻6g，旋覆花6g，陈胆星6g，生瓦楞15g，当归10g，僵蚕6g，蛤粉12g，全蝎3g，刀豆子15g，赤芍10g，白芍10g，地龙10g，法半夏10g，肉桂3g，远志6g，炒谷芽10g，炒麦芽10g，羌活4.5g，独活4.5g，云苓12g。3剂。

配服药面方：沉香4.5g，上肉桂3g，琥珀3g，豆蔻仁3g，三七4.5g，蛇胆陈皮4.5g，生白矾4.5g。共研细末，装胶囊，每次服2枚，早、晚各服1次。

1976年2月29日，二诊。

患者服药后，脊柱弯曲、脑后作痛、四肢麻木掣痛均好转，自己可行走片刻，进食、吐白沫、夜寐等均改善。再以前法加减。

白人参10g，天麻6g，僵蚕6g，桂枝6g，旋覆花6g，当归10g，法半夏10g，酒地龙6g，羌活4.5g，独活4.5g，蛤粉12g，白芍10g，赤芍10g，天竺黄6g，全蝎4.5g，陈胆星6g，瓦楞壳12g（打），刀豆子12g，枸杞子12g，远志6g，炒麦芽10g，炒谷芽10g，山茱萸10g，炒枣仁6g，五味子4.5g，云苓15g。2日1剂。

配服药面方：沉香4.5g，琥珀4.5g，上肉桂3g，生白矾6g，三七4.5g，蛇胆陈皮4.5g。共研细末，装胶囊，每次服2枚，早、晚各服1次。

第六章 传染性疾病

发热

——风温案

【病例】

马某，男，17岁。1962年3月19日，初诊。

该患者发热已2周不解（今早9时测体温38.4℃，平时下午体温在39.8℃上下），头痛肢酸，咳嗽痰白，胸闷且痛，咽痛口渴，小溲赤黄，舌苔白，脉浮弦而数。

病属风温，肺胃蕴热，表邪不解，病已半月，拟以辛凉宣表、清解肃化之法治之。

香豆豉12g，焦栀子10g，前胡6g，杏仁10g，鲜芦根30g，滑石块18g，苦桔梗6g，炒枳壳6g，连翘10g，忍冬藤15g，牛蒡子6g，象贝母6g，苏子6g，通草4.5g，竹叶6g。2剂。

1962年3月21日，二诊。

患者药后发热已减（今日上午10时测体温37℃），头痛亦除，咳嗽不止，二便均调，舌苔白，脉细弦略数。表邪难解，余热不清。再以清泄余热、化痰和中之法治疗。

炙前胡6g，苦桔梗6g，苏子6g，杏仁10g，炒枳壳6g，炙枇杷叶12g，旋覆花6g，陈皮6g，通草3g，炙桑皮6g，焦麦芽12g，瓜蒌皮10g，桑枝15g。

【吴兆祥按】

此例病发在春初，由于肺胃蕴热，感受时邪，属于风温一类。病延半月，经治不愈。后由本院中医门诊治疗2次，病已痊愈。所用方剂为豆豉汤和银翘散加减，功效在于辛凉轻宣、清热肃化。

疑似伤寒

——湿温重症案

【病例】

宋某，男，17岁，中学生。1962年9月8日，初诊。

该患者2日前于本院内科门诊就诊，据病历记载，其感冒引发高热7天，发热在38.4℃左右，下午可升高至39.8℃，头痛，不流涕，咽不痛，胸闷，偶有咳嗽，伴有身冷、汗多、咳少量黄白痰，大便稍干。初起患者精神食欲尚好，近日来转差。

检查：一般情况可，精神尚好，咽部未见异常，心率100次／分，肺叩诊呈清音，腹平软无压痛。肝下缘位于肋下1.5cm处，脾下缘位于肋下0.5cm处，无肝区痛，无黄疸及皮疹。

检查：白细胞7.2×10^9/L，中性粒细胞79%，淋巴细胞21%。

西医诊断：疑似伤寒（已上报）。

诊见：患者形寒身热（上午测体温38.9℃），有汗，周身酸楚，微咳有痰，胸闷胃呆，口苦不渴，大便干结，小溲短赤，舌苔白厚，脉象细弦急数。病已9天。

参照脉证，此属湿温重症，肺胃失肃，痰浊湿热互阻。拟以宣化表里之法治之，以观变化。

处方：豆豉、豆卷、前胡、苦桔梗、杏仁泥、鲜芦根、鲜白茅根、厚朴、鲜佩兰、枳实炭、法半夏、瓜蒌皮、益元散、焦楂炭、焦栀子、通草、砂仁、陈皮、秦艽。

1962年9月14日，二诊。

以上药味加减共服6剂后，患者形寒已解，身热渐退至37.3℃，大便由干转溏，小溲仍黄，口苦不渴，胃口不开，胸脘闷胀，似有物压之象，舌苔垢腻而厚，脉细弦较数。病15日，表邪热象渐减，阳明湿滞不化。再以芳香宣化、消滞利湿之法治之。

处方：豆卷、鲜佩兰、厚朴、枳实炭、苦桔梗、焦苍术、云苓、杏仁、薏苡仁、焦槟榔、大腹皮、法半夏、冬瓜子、砂仁、鲜荷叶。

1962年9月20日，三诊。

以上药味加减服4剂后，患者身热已退，四肢仍酸，胸闷渐舒，晨起口苦，思饮不多，有思纳之意，大便干少，小溲黄，舌苔渐化，脉象弦细略数，病渐好转。但9月17日又受外感，寒热又作，胸闷肢酸，口干不渴，大便干溏不一，舌苔垢厚，脉细弦较数。患者湿温近20日，病又重复。再以表里两解。

处方：豆卷、鲜佩兰、厚朴、枳实炭、炒薏苡仁、杏仁、云苓、苦桔梗、焦苍术、焦槟榔、焦麦芽、炙前胡、鲜荷叶、白蔻仁、甘草。

1962年9月30日，四诊。

以上药味加减，患者服6剂后，寒热已退，饮食、二便均渐正常。偶尔头晕，右肋下有时隐痛。舌苔薄白，脉细弦滑。病已渐愈，再以香砂养胃调理善后。

【吴兆祥按】

患者经西医诊断，疑似伤寒病，中医辨证属于湿温一类。治疗方面分三步。第一，以宣化表里以清热为主，用药如豆豉、豆卷、前胡、鲜佩兰、焦栀子、焦楂炭、益元散鲜芦根、鲜白茅根等。第二，以芳香、化湿、消滞为主，用药如厚朴、枳实炭、焦苍术、焦槟榔、杏仁、薏苡仁、冬瓜子、法半夏、云苓等。第三，以香砂养胃调理善后。治疗不过3周时间，患者竟获痊愈。

查治疗湿温最要紧者，为辨证宜清，证候中有热重于湿者、有湿重于热者，还有湿中夹热夹滞、夹痰夹气等之不同。本案欲清其热，必化其湿，往往湿不化则热不退。若遇体能不充之症，湿热互阻，更难着手。在治疗上，既要不伐正气，又要不伤津液，于辨证用药之中是颇费苦心的。

第七章 皮肤疾病

白癜风

——肝胆湿热案

【病例】

刘某，男，21岁。1981年10月5日，初诊。

患者头部患白癜风2年，不痛不痒，口苦，饮食嗜冷食。医院检查：心脏有杂音，肝区时痛。舌苔薄黄，脉细弦数。

由于患者素好冷饮冷食，肝胆有热，湿热互阻，易生病虫，故拟以疏肝郁、调胃肠，佐以强心化湿之味治疗。

生地黄7g，黑芝麻10g，远志7g，醋柴胡7g，沙苑子12g，白芍8g，赤芍8g，合欢皮10g，丹参10g，炒黄芩8g，炒龙胆8g，何首乌10g，红花8g，夏枯草7g，郁金10g，陈皮7g，当归10g，白芷6g，甘草10g。5剂，每晚服1次。

外用方：用500g酒精浸泡补骨脂250g（炒打），1周后，过滤即成，装瓶，每日用毛笔蘸药水外搽患处二三次。

脱发

——肝肾阴亏案

【病例】

王某，男，42岁。1975年8月15日，初诊。

患者近几年头部分泌油脂旺盛，脱发，腰酸，饮食、二便均好。舌苔薄，左脉较弱、尺部沉细。

由于用脑太过，伤及肝肾。拟以丸进。

白蒺藜30g，大黑豆60g，枸杞子30g，山药60g，何首乌60g，黑芝麻45g，女贞子30g，云苓30g，旱莲草45g，生地黄30g，熟地黄30g，牡丹皮18g，五味子20g。共研细末，炼蜜为丸，每丸10g，早、晚各服一二丸。

脱发

——头部血热，伤及发根案

【病例】

赵某，男，21岁。1978年8月18日，初诊。

患者脱发半年，头部刺痒，时有失眠，饮食、二便尚好，脉细弦滑。

此属头部血热，伤及发根所致，拟以清热养阴之法治之。

白蒺藜15g，首乌藤12g，女贞子12g，大黑豆15g，菊花10g，生地黄30g，地骨皮12g，枸杞子10g，旱莲草15g，黑芝麻15g，远志6g，鸡血藤10g。水煎服，早、晚服。

荨麻疹

——肠胃湿滞互阻案

【病例】

陆某，女，10岁。1978年8月8日，初诊。

患者有荨麻疹病史。本次起病先患腹痛，继而发现荨麻疹，胃纳少，大便干，舌苔白，脉沉细弦。

此属肠胃湿滞互阻，影响皮肤。拟调阳明为法治疗。

苏梗6g，炒枳壳3g，赤芍6g，焦槟榔6g，荆芥4.5g，木香4.5g，乌药6g，桂枝4.5g，厚朴4.5g，当归6g，焦三仙各12g，陈皮6g，白鲜皮10g，赤芍皮12g，泽泻6g，甘草3g。3剂。

嘱患者忌食生冷之物。

荨麻疹

——湿热互阻案

【病例】

李某，女，24岁。1981年6月21日，初诊。

天热患者汗出面部起疙瘩，有时刺痒，皮肤高起。舌苔白。

脉细缓。素有反酸病史。

本例是由于胃消化失职，湿热上冲所引起，加之皮肤抵抗力差而发病。拟以调胃、益气、化湿热为治。

生黄芪5g，当归7g，桔梗6g，炒吴茱萸3g，炒川连3g，忍冬藤12g，桂枝3g，半夏6g，苍耳子7g，炒白术7g，海螵蛸7g，佩兰6g，陈皮5g，白鲜皮10g，炒白芍10g，蝉衣3g，焦谷芽10g，焦麦芽10g，厚朴5g。2剂，水煎，临睡时服。

【吴兆祥按】

本例是由于胃有湿热，互阻上行于面而致。治法以调胃气、化湿热为主。该案患者服药2剂病即痊愈。此后，患者胃病复发而面部又起疙瘩，又照此方服用2剂，立愈。此类湿热互阻之证单纯应用清热解毒之法治疗，通常是无效的。

过敏性紫癜
——阴虚血热案

【病例】

王某，女，18岁。1975年4月16日，初诊。

患者四肢出现紫癜，下肢较多，成块，刺痒且肿痛，胃纳、二便均好，舌苔薄，脉弦滑数。西医诊断为过敏性紫癜。至今，病已2月余。

此属阴虚血热，溢于四肢，拟以滋阴清热、止血化湿法为治。

生地黄12g，赤芍10g，白芍10g，旱莲草10g，炒川柏4.5g，牡丹皮6g，白茅根30g，白鲜皮10g，枸杞子10g，当归6g，仙鹤草12g，黑芥穗3g，紫草6g，地榆炭10g，藕节炭12g。3剂。

1975年5月3日，二诊。

其患过敏性紫癜，服药后，腿部紫癜已经消除，舌苔薄，脉细弦数。再以养血滋阴为主。

生地黄12g，白芍10g，枸杞子10g，生白术10g，牡丹皮6g，白茅根15g，女贞子10g，阿胶10g，当归10g，旱莲草10g，仙鹤草10g，云苓12g，山药15g，泽泻10g，炒麦芽15g。5剂，每晚服1次。

另配服地黄丸5盒，早、晚各服1丸。

【吴兆祥按】

该女性患者18岁，由于阴虚血热，外溢于四肢为患，故为过敏性紫癜。治以凉血清热、止血化湿之法。患者前后服药8剂而愈。

第八章　眼耳鼻喉及口腔疾病

白内障

——肝肾阴虚案

【病例】

权某，女，80岁。1975年2月23日，初诊。

素体肝肾阴虚，眼科检查患有白内障。拟滋养肝肾以明目之法治疗。

天冬15g，麦冬15g，枸杞子15g，五味子10g，煅石决明18g，茯苓15g，草决明15g，生地黄12g，熟地黄12g，白蒺藜30g，党参12g，当归15g，山药18g，石斛15g，甘菊花12g，煅磁石30g，菟丝子12g，甘草10g，白芍15g，银柴胡10g，焦麦芽15g，牛膝12g。共研细末，制蜜丸，每晚10g，每晚服1丸。

晶状体浑浊

——眼球外伤术后案

【病例】

李某，男，5岁。1976年1月13日，初诊。

1年前，患者右眼瞳孔受外伤，手术缝合后，眼球变形至今，右眼视物有白点，仅可看见大的物体，眼科医生介绍，此为晶状体浑浊。

患者胃纳不旺，舌绛苔薄，脉细弦缓。

此属瞳仁受伤，不能收缩、放大，所以视物困难。拟以杞菊地黄丸佐以化瘀明目之味加减治疗。

枸杞子15g，沙苑子15g，花蕊石15g，牡丹皮10g，川芎10g，生地黄15g，山药15g，当归15g，鸡内金15g，菊花10g，白蒺藜15g，山茱萸15g，赤芍15g，白芍15g，车前子15g，煅磁石15g。共研细末，每次服1.5g，每日服3次，早、午、晚各服1次。

视网膜脉络膜炎
——肝肾不足，目失营养案

【病例】

刘某，男，40岁。1973年2月22日，初诊。

患者工作劳累，营养缺乏，自觉右眼时有胀痛，心悸，有时失眠，舌苔薄，脉细弦略数。西医诊断为右眼中心性视网膜脉络膜炎。

患者过劳、缺乏营养，致肝肾阴亏，心血不足，目失营养，发生内障。拟杞菊地黄丸佐以养血安神之味。

太子参10g，五味子6g，云苓12g，黑芝麻12g，当归10g，山茱萸10g，枸杞子12g，珍珠母15g，熟地黄15g，牡丹皮6g，甘菊

10g，白芍10g，炙龟甲15g，车前子10g，炒枣仁12g。水煎服，每晚服1煎。

【吴兆祥按】

该患者因工作劳累，营养缺乏，以致肝肾阴亏，心血不足，身体早衰，影响视力，且神经衰弱，自外地来北京求治。此类患者的治疗贵在长期服药，加强营养，只有坚持服药，日久方可见效。

视力减退，晶状体浑浊

——肝肾阴虚，上冲头目案

【病例】

刘某，女，35岁。1974年3月13日，初诊。

患者晶状体浑浊，视力减退，脱发，病已数年。舌苔薄，左脉较细、右脉较滑。

本例由于肝肾虚火上升头目所致。拟以滋养肝肾、明目化瘀为治。

白蒺藜12g，首乌藤12g，牡丹皮6g，当归10g，甘菊10g，旱莲草12g，草决明10g，生地黄12g，枸杞子10g，大黑豆15g，花蕊石12g，煅磁石40g，黑芝麻15g，醋柴胡4.5g，白芍10g，桑叶10g，郁金6g。5剂，每晚服1次，2日1剂。

1974年5月9日，二诊。

患者服药后，视力渐好，头不晕，脱发减少，胃纳、二便均正常。月经有时提前。舌苔薄，脉细弦滑，左部较细。再以前法加减。

白蒺藜12g，女贞子10g，旱莲草10g，大黑豆15g，甘菊10g，生地黄12g，首乌藤10g，黑芝麻10g，枸杞子10g，煅磁石40g，当归10g，决明子10g，牡丹皮6g，白芍10g，花蕊石10g，珍珠母15g，醋柴胡4.5g，桑叶10g，郁金6g。服5~20剂，每晚服1煎，2日1剂。

【吴兆祥按】

该女性患者35岁，晶状体浑浊，视力减退，脱发等。舌苔薄，左脉较细、右脉较滑。此为肝肾阴虚，虚火上冲头目所致。拟以滋养肝肾、明目化瘀之法治之。此病必须长期服药，始能见效。另外，患者还应当忌食生葱、生蒜或其他刺激之物。

慢性喉炎
——肺有燥火案

【病例】

吴某，男，16岁。1973年12月26日，初诊。

患者嗜好油腻食物，久咳，咳痰不爽，喉头肿核甚多，大便干，脉弦滑。

此属肺燥，拟以清肺润燥、化核软坚之法治疗。

前胡6g，沙参15g，旋覆花10g，桔梗10g，瓜蒌仁12g，苏子10g，川贝母18g，蛤粉15g，百部12g，硼砂10g，莱菔子12g，海浮石15g，瓦楞粉15g，葶苈子12g，知母15g，赤芍12g，昆布12g，三七10g，桑白皮10g，花蕊石15g，酒大黄10g，生地黄15g，玄参10g，胖大海12g，薏苡仁12g，天冬15g，麦冬15g，炒麦芽30g。共研细末，制蜜丸，每丸10g，午、晚各服1丸。

【吴兆祥按】

油腻食物，性温燥，日久灼津为痰，肺津伤而咳嗽、咳痰不爽、喉头肿核甚多、大便干，久治不愈，故治以清肺润燥、化核软坚为主。患者服药后，8年未曾复发。

慢性鼻炎

——气血不足案

【病例】

邢某，女，38岁。1975年7月22日，初诊。

其患过敏性鼻炎10年，易于感冒，鼻涕多，头昏且胀，后脑发木，咳嗽无痰，咽时干，腹胀，二便尚好，舌苔薄，脉细弦弱，常服抗过敏药缓解症状。

患者气血不足，鼻渊10年，抵抗力差，拟以扶正祛邪之法施治，以观变化。

薄荷6g（后下），苍耳子10g，葛根10g，旋覆花6g，炒麦芽10g，佩兰6g，桔梗10g，生薏苡仁12g，桂枝4.5g，川芎3g，白芷4.5g，白芍10g，生甘草6g，杏仁6g，黄芪6g。3剂，饭后服。

外用方：辛夷仁3g，白芷4.5g，苍耳子10g，硼砂6g，杏仁

4.5g，川芎4.5g，明矾10g。共研细末，用棉签蘸药少许塞鼻内。

口疮

——湿热互阻案

【病例】

白某，女，26岁。1978年8月9日，初诊。

患者口唇内侧反复出现口疮，半年多以来，每月1次，月经每月滞后7天，来时腹痛，经血夹块、量不多，少腹怕凉，大便偏干，尿黄，舌苔薄白，脉细弦滑。

此属脾胃有热，湿热互阻，拟以清上温下、引火归原之法治疗。

生地黄12g，炒枳壳6g，生石膏12g，乌药10g，炒黄芩6g，尾连6g，生甘草3g，白茅根15g，炒知母6g，炒黄柏6g，连翘12g，牛膝10g，赤芍10g，醋香附12g，炒吴茱萸4.5g。2剂，水煎服。

漱口方：生石膏末30g，大青盐6g，硼砂6g，金银花10g，薄荷6g（后下）。水煎，放凉后漱口。

第九章　妇科疾病

月经过多

——气血两亏，冲任不固案

【病例】

陈某，女，49岁。

初诊：患者劳累过度，经行10天不止，量多色紫，腰酸腹痛，头晕心悸，面部浮肿，四肢无力，气短，舌苔薄白，脉沉细。

患者劳累太过，气血两亏，冲任不固，治以归脾汤合胶艾四物加减。

生黄芪10g，南沙参10g，炒杭芍12g，旱莲草12g，棕榈炭10g，艾炭6g，生地黄炭12g，当归6g，生龙骨30g，生牡蛎30g，银柴胡12g，桑寄生15g，酸枣仁12g，炙甘草3g。3剂。

二诊：药后经血已止，左腿酸痛，手指麻木，头晕心悸仍作，舌苔薄白，脉象沉细。再拟前法加减。

黄芪10g，沙参10g，白芍10g，当归6g，茯苓10g，白术6g，桑寄生15g，旱莲草12g，山茱萸6g，生龙骨15g，生牡蛎15g，木瓜10g，生地黄炭10g，炙甘草6g，酸枣仁12g，香附炭10g。

月经过多

——肝郁脾困，心肾不足案

【病例】

王某，女，42岁。1975年9月6日，初诊。

患者月经量多，头痛且晕，汗多气短，心神不安，腰以下酸痛，甚则肢凉抽筋，口唇内侧牙龈溃疡，口苦而黏，胃呆，不思饮，大便干，尿频数，轻度浮肿，舌苔厚，脉细弦弱。其曾患贫血、功能失调性子宫出血。

此为肝郁脾困，心肾不足，神志衰弱之月经过多，拟方如下：

生黄芪15g，当归10g，五味子10g，银柴胡10g，浮小麦30g，太子参12g，丹参12g，炒吴茱萸2g，炒川连3g，地骨皮12g，桂枝6g，白芍15g，生地黄炭15g，黄芩炭6g，生龙骨12g（布包），生牡蛎12g（布包），炒酸枣仁12g，炒杜仲30g，枸杞子15g，焦三仙各10g，郁金6g，云苓15g，泽泻10g，川断12g。5剂。

嘱患者早晚用淡盐水漱口。

1975年9月22日，二诊。

患者服药后，诸恙逐渐减轻，膝以上肌肉抽痛，月经仍多，胃纳、二便与睡眠均好，舌苔白，脉细弦弱。

此为肝脾失和，心肾不足而致月经过多。再以前法加减。

生黄芪40g，白芍12g，五味子10g，珍珠母40g，焦六曲10g，党参15g，生地黄炭15g，醋柴胡6g，桑寄生15g，川断12g，当归

10g，炒吴茱萸2g，炒川连2g，桂枝10g，枸杞子12g，炒酸枣仁12g，炒杜仲15g，山药15g，丹参12g，云苓12g，女贞子10g，菟丝子15g。5～10剂，每日早、晚各服1次。

1976年2月23日，三诊。

患者最近咳嗽已止，胃纳亦复，唯此次经行量多，尚未干净，时有盗汗气短，腰酸，带多色黄，舌苔白腻，脉细弦弱。气血不足，月经过多，脾肾亦亏，配制丸药徐服治疗。

生黄芪45g，当归30g，鹿角胶30g，菟丝子60g，太子参45g，生地黄炭60g，川断45g，浮小麦60g，白芍45g，山药60g，煅牡蛎30g，炒枣仁60g，枸杞子45g，五味子30g，女贞子60g，银柴胡20g，炒杜仲30g，金樱子20g，土云苓60g，泽泻30g，焦三仙各30g，甘草30g，龟甲45g。共研细末，制水丸，早、下午各服6g。

【吴中云按】

月经过多一病早在《金匮要略》中就有记载，但直到《傅青主女科》始将其作为一个单独病证而列。本病治疗期以摄血止血为主，平时宜安冲固冲而治其本。本例患者因肾虚封藏失司，冲任失调，加之脾虚统摄不利。肾水不足则不能涵木，肝木郁久则化热，热蕴血分，血不循经，而致月经量过多。心血失养则汗多气短、神志不安。方中太子参、黄芪补益中气；生地黄炭、当归、白芍滋阴养血；重用炒杜仲、枸杞子、川断以固肾安冲止血；生龙骨、生牡蛎、五味子收敛止血；银柴胡、地骨皮、黄芩炭清虚热；丹参、郁金理气行血，引血归经；浮小麦、炒酸枣仁益肝宁心而敛汗；复以炒吴茱萸、炒川连、焦三仙等疏肝和胃。二诊时诸症减轻，即减去方中清虚热的药物，而加入温凉兼用、平补肝脾肾之品，收效很好。再诊时，为巩固疗效，配制药丸。加鹿角胶以温补肝肾，益精养血；加龟甲以滋阴益肾、养血补心；加金樱子以固涩下焦。肾气精血充足，阴平阳秘，则冲任调和，月经正常。

崩漏

——肝肾阴亏，血热妄行案

【病例】

许某，女，32岁。

初诊：头晕失眠已数年之久，每月行经2次，量多色鲜，八九天不止，腹痛。现经水正行，舌苔薄白，脉弦细数。

此属肝肾阴亏，虚阳上扰，血热妄行，治拟养阴柔肝安神法。

生地黄炭12g，旱莲草15g，炒杭芍12g，枸杞子10g，杭菊花6g，牡丹皮6g，鳖甲胶10g，焦栀子6g，生龙骨30g，生牡蛎30g，香附炭6g，棕榈炭12g，阿胶10g，甘草3g，炒酸枣仁12g。3剂。

二诊：患者服药后，经行4天即止，量不多，头痛时作，胃纳、睡眠均好转，舌绛苔薄，脉弦数。再拟前法加减巩固。

生地黄10g，炒杭芍12g，牡丹皮6g，枸杞子10g，菊花10g，鳖甲胶10g，桑枝30g，炒酸枣仁15g，建曲6g，旱莲草12g，丹参10g，木瓜6g，生龙骨30g，生牡蛎30g，甘草3g。3剂。

三诊：经事虽按期而至，但经行量多，精神不振，有时睡眠欠佳，舌苔薄白，脉弦。再拟养血益阴法。

白蒺藜10g，杭白芍10g，枸杞子6g，生鳖甲12g，龟甲10g，牡丹皮6g，生地黄10g，茯苓10g，山茱萸6g，女贞子10g，炒酸枣仁12g，菟丝子6g，首乌藤12g，珍珠母15g。3剂。

患者服药后，经行量减少，5天即止，头痛亦轻。再拟养血柔肝之剂巩固而愈。

【吴兆祥按】

本案致病的主要原因在于劳伤冲任。冲、任两经与肝、脾、肾关系非常密切。肝为藏血之脏，忧郁发怒太过，伤肝而及冲任；脾为统血之脏，操心思虑，烦恼太过，伤脾而及冲任。肾为藏精之所，房劳强力操作，八脉空匮，伤肾而及冲任。冲任不能约束经血，故月经失其常规而妄行。应急则治其标，止血之后，再治其本。不论气血两亏、肝肾阴亏者，均应以调补脾肾为主，以后天养先天，使气血充足则阳生阴长，故虽不补血而血亦自充。倘不照此理，竟予大剂滋补，反而阻碍气机，滞腻脾胃，影响吸收，难免发生病变。故应当注意才是。

先兆子痫

——肝旺血亏，虚阳上越，脾气不足案

【病例】

张某，女，27岁。1977年12月11日，初诊。

患者孕第一胎7月余，血压偏高，浮肿，饮食、二便均可，舌

绛苔薄，脉细弦数，产科诊为先兆子痫。

此属肝旺血亏，虚阳上越，脾气不足，胎元受制，故拟以柔肝降压、安胎理脾，以观变化。

白芍15g，生白术10g，云苓15g，钩藤10g（后下），白茅根12g，当归10g，炒黄芩6g，冬瓜皮12g，白蒺藜12g，生龙骨15g（布包），生牡蛎15g（布包），石决明20g，紫苏6g，扁豆衣10g，草决明10g，生地黄12g。3剂，早、晚各服1次。

1977年12月18日，二诊。

患者服药后，血压渐降，浮肿略消。饮食、二便好。舌绛苔薄。脉渐缓和。再以前法加减。

白芍15g，生白术10g，五加皮10g，钩藤10g（后下），生地黄12g，当归10g，云苓15g，苏梗6g，扁豆皮10g，草决明10g，石决明18g，冬瓜皮12g，炒黄芩6g，生牡蛎15g（布包），白豆蔻3g。5剂，早、晚各服1次。

嘱患者每日服鲜鲤鱼汤或鲜鲫鱼汤。

【吴兆祥按】

该女性患者27岁，妊娠7月，血压偏高，浮肿，饮食、二便均可，舌绛苔薄，脉细弦数，有子痫的危险，考虑产妇和胎儿缺乏营养，故处柔肝降压、养血安胎理脾方药，并嘱患者每日服鲜鲤鱼汤或鲜鲫鱼汤。鱼汤是健脾胃之品，产妇与胎儿营养充足，即可安然保产，先兆子痫亦可自消，此为验法。

妊娠恶阻

——饮食难消，胃气壅滞案

【病例】

王某，女，27岁。1981年7月9日，初诊。

患者停经50余日，恶心欲呕，食后脘胀，素有反酸，舌苔薄白，脉细弦滑。

此属恶阻饮食难消，拟以疏和调胃为治。

苏梗8g，炒枳壳6g，焦三仙各12g，黄芩炭7g，法半夏8g，炒吴茱萸3g，炒尾连3g，木香6g，白豆蔻5g，厚朴6g，竹茹7g，生姜8g，云苓15g，泽泻8g，陈皮7g。3剂，水煎，早、晚分服。

嘱患者忌生冷之食物。

患者服药后诸症悉除。

【吴兆祥按】

根据临床经验，凡素有胃病的妊娠恶阻患者，多治疗效果不佳。另外，本病还有肝胆郁热、肝郁气滞、肝胃不和，以及阳虚、阴虚之分，故治疗上应当因人而异，辨证施治。

【吴中云按】

妊娠恶阻多见于素有脏腑气血偏盛偏衰之孕妇。为收药到病除之效，需辨证准确。此例患者素有胃病，脾胃之气已有损伤。受孕之后，冲脉之气上逆犯胃，胃气虚则失于和降；中阳不振则浊气不降。以小半夏汤加苏梗、陈皮、厚朴、炒枳壳、竹茹理气和中祛痰、调畅中焦；左金丸疏肝气之郁而助脾胃之气健运；云苓、泽泻健脾渗湿以利脏气之宣通；佐以黄芩炭清热而安胎。诸药合用，使上壅之气下行，中焦运化功能得以恢复，则呕恶即止。

产后瘀露，乳汁不通症
——瘀血阻滞案

【病例】

谷某，女，32岁。1973年6月22日，初诊。

3日前分娩第二胎，产后恶露不止，色鲜，时有腹痛，乳汁不多。拟以生化汤加味治疗。

荆芥炭4.5g，生麦芽15g，香附炭10g，川断10g，当归10g，炮姜2g，王不留行10g，甘草3g，白芍10g，陈皮6g，桑寄生12g，木香3g。1剂，水煎服。

1973年6月23日，二诊。

患者产后5天，腹痛已缓，瘀露渐少，乳汁已下，乳胀痛，右乳乳汁欠畅。再以前法加减。

黑荆芥4.5g，瓜蒌12g，蒲公英10g，王不留行10g，当归10g，陈皮6g，香附炭10g，乳香4.5g，白芍6g，忍冬藤12g，生麦芽30g，生甘草3g。2剂，水煎服。

【吴兆祥按】

此患者产后3天，恶露不止，时有腹痛，乳汁通而不多等。治以生化汤加减，患者服药后腹痛缓、瘀露少、乳汁下。凡产后有瘀露不净者，忌进补剂，宜以去瘀生新为主治之。

产后感冒兼乳腺肿痛
——营卫不和，经络阻塞案

【病例】

李某，女，26岁。1973年6月8日，初诊。

患者第一胎产后12天，感邪而发热（38.2℃），右乳上部肿痛，舌绛苔薄，脉弦滑、浮数。

患者由于感冒引起乳腺炎症，治以辛宣清热、消肿解毒之剂。

炒荆芥4.5g，苦桔梗4.5g，瓜蒌12g，忍冬藤15g，当归10g，桑寄生12g，陈皮6g，生麦芽15g，白芍6g，秦艽6g，乳香4.5g，蒲公英10g，橘络10g，生甘草3g，泽兰10g。2剂。

【吴兆祥按】

该女性患者26岁，外感发热，引起右乳上部肿痛，以辛宣清热、消肿解毒之剂治之，服2剂病即消除。由此，我想起了12年以前，我的三儿子在济南汽车制造厂工作时来信说，本厂有两位同事的爱人产后都患了乳腺炎，其中一位乳腺已溃。他说，二人在医院治疗多次，效果均不佳，特来信问方。我根据效方，用仙方活命饮加减，开了一方。一位乳腺炎患者服药仅几剂即愈；另一位乳腺炎并发溃疡者，服药若干剂，也渐渐地好转了。此方为了加强力量，可配小金丹同服，更为特效。

【吴中云按】

《医宗金·鉴妇科心法要诀》指出："产后发热之故，非止一端。"本例患者产后失血伤气，外邪乘虚侵入，致营卫不和，经络阻塞，邪热蕴结而成乳房肿痛。根据治则以仙方活命饮加减。以蒲公英辛凉宣散、清热解毒；配合炒荆芥、苦桔梗、陈皮以疏表疗疮、宣通壅滞之气；当归、乳香配瓜蒌、橘络、泽兰活血消痈散结；秦艽、桑寄生祛湿通络，且能消炎镇痛。先父曾用此方治愈了多例产后乳腺炎患者。

第十章　儿科疾病

感冒

——外感时邪，肺胃失肃案

【病例】

曹某，女，4岁。1973年12月19日，初诊。

患儿呛咳声重，呕吐食水、痰涎，目红，唇绛，腹痛，大便滞下，舌红苔薄，脉浮数。此为外感时邪，肺胃失肃，内饮停滞，故拟宣肃肺胃、化滞清解之方治之。

前胡4.5g，苦桔梗4.5g，竹茹6g，焦四仙各12g，苏子6g，旋覆花6g（布包），忍冬藤12g，莱菔子6g，杏仁6g，赭石12g（布包），芦根15g，连翘10g，酒大黄4.5g，枳壳4.5g，桑叶6g，射干4.5g，厚朴4.5g。2剂。

【吴兆祥按】

以上两则病例为同一患儿，一是肺热高热，一是饮滞中阻，且有痰火，均对症下药而愈。小儿外感发热离不开肺、胃两经。治儿科疾病，没有捷径，病在肺治肺、病在肠胃治肠胃，分清寒热虚实、表里阴阳，辨证论治无不效验。

紫斑

——血热阴虚案

【病例】

王某，男，7岁。

患儿低热、周身出现紫斑1年余，曾治疗几个月，未见好转。此属血热阴虚，以犀角地黄汤加减治疗。

1975年1月31日，二诊。

患儿低热退而又作，时有鼻塞，皮肤不耐刺激，早起尿黄，饮食、大便均好，舌绛苔转薄，脉弦滑有力。血液余热不清，再以益阴清热之法治疗。

银柴胡3g，生地黄10g，白茅根12g，炒知母4.5g，炒黄柏4.5g，青蒿10g，玳瑁15g（打），牡丹皮6g，枸杞子6g，地骨皮10g，仙鹤草6g，赤芍6g，白芍6g，炒三仙各10g，通草3g，车前草10g，生甘草1.5g，广角片10g。3剂。

1975年3月5日，三诊。

患儿低热已减，手心灼热，尿中可见微量蛋白或红细胞，舌绛苔薄，脉弦滑略数。血中余热不清，尿浊。再以前法加减。

生地黄12g，白芍10g，炒谷芽10g，炒麦芽10g，仙鹤草10g，生白术6g，牡丹皮6g，炒山楂10g，桑叶6g，云苓15g，玳瑁15g（打），白茅根15g，甘草1.5g，旱莲草15g，酒黄芩4.5g，牛膝10g，连翘6g，广角片10g。5剂。

1975年3月21日，四诊。

患儿低热已净，手心灼热亦渐消，下肢偶尔有小红点。胃纳、二便均好。脉细弦滑。血中余热已去七八分，食火亦消。再以前法加减。

生地黄10g，生白术6g，白茅根15g，连翘6g，白芍10g，炒谷芽10g，炒麦芽10g，玳瑁15g（打），枸杞子10g，牡丹皮6g，炒山楂6g，仙鹤草10g，云苓15g，广角片10g，滑石10g，旱莲草10g，甘草1.5g。5剂。

1975年9月19日，五诊。

患儿形瘦，胃纳不旺，时有咽痛，舌苔白厚，脉细弦数。阴虚未复，脾运不健，拟以丸药调治。

每早服加味保和丸1包、地黄丸1丸。养阴清肺膏晚服1勺。

【吴兆祥按】

该男孩7岁，低热、紫斑一二年，先在某医院治疗几个月，未见好转，后到我处诊治。参照脉证，此属血热阴虚，故见低热、周身紫斑。拟以犀角地黄汤加减治疗，半年多而愈。

痒疹

——阳明湿热互阻，溢于皮肤案

【病例】

周某，女，5岁。1974年2月23日，初诊。

患儿面部、躯干、四肢湿瘰刺痒难忍，大便偏干，唇绛，舌苔薄腻，脉细弦滑。

此属阳明湿热互阻,溢于皮肤所致,故拟宣化表里、分化二便之法治疗。

荆芥4.5g,赤芍10g,蝉衣3g,连翘10g,赤茯苓皮15g,防风4.5g,白鲜皮12g,秦艽6g,焦四仙各15g,通草6g,苏梗6g,浮萍4.5g(后下),忍冬藤15g,厚朴4.5g,苍耳子6g,酒制大黄3g,红藤10g。3剂,每天早、晚各1次。

嘱患者忌生冷、油腻、难消化之物。

【吴兆祥按】

小儿皮肤湿瘰刺痒症患者一身奇痒、烦躁不安,小儿痛苦,家长心急。本案以宣化表里、分化二便的治法,使肠胃饮滞得以消化,使湿热由二便排出,而皮肤的湿瘰刺痒得以自消。

鼻炎

——痰热阻肺案

【病例】

伊某,男,10岁。1974年3月10日,初诊。

患儿患鼻炎半年,鼻流黄涕,吐痰。舌苔薄,脉弦滑。

拟以宣肺清热化痰。

麻黄3g,杏仁6g,忍冬藤15g,苏子6g,前胡4.5g,桔梗10g,生石膏12g,葛根4.5g,桑叶6g,苍耳子6g,枇杷叶10g,赤芍10g,连翘10g,甘菊花6g,生甘草3g。5剂,每晚服1次。

1974年3月20日,二诊。

患儿鼻涕渐少。舌苔薄，脉弦滑。病半年余。病渐好转，再以丸药根治。

麻黄6g，桔梗15g，生石膏40g，决明子30g，苏子12g，前胡10g，旋覆花12g（布包），桑皮12g，谷精草15g，生甘草10g，杏仁15g，海浮石40g，菊花15g，桑叶12g，金银花15g，川贝母15g，陈皮10g。共研细末，制蜜丸，每丸6g，每晚服1～2丸。

嘱患者每晚用热盐水洗净鼻腔。

【吴兆祥按】

患儿10岁，患鼻炎半年。此病是由于肺热感冒治疗不当而转。如失治日久，则易转为慢性，不但更容易感冒、咳嗽，甚则可影响睡眠，致脑力衰退等症。幸而我在医院时自备了专门治疗此类病证的药末，在门诊遇此类患者，我就免费送上几包服用，结果十之七八有效。

痫病

——痰饮内停案

【病例】

宋某，女，5岁。1978年6月4日，初诊。

据述，患儿口流黏液，呕吐食水，痰多，继而四肢抽搐，病已4年。

由于患者胃停食水，痰液互阻，因此痹而失宣，上冲脑经，发为四肢抽搐，拟以宣痹、化痰、消滞而通神明之法治疗。

煅礞石18g，沉香6g，炒黑牵牛子30g，炒白牵牛子30g，远志10g，木香10g，姜半夏30g，海浮石12g，炒建曲60g，苏子12g，云苓30g，天胆南星10g，橘红12g，明矾15g，肉桂6g，郁金12g，天竺黄10g，石菖蒲12g，琥珀10g。共研细末，每早、晚各服1.5g。

【吴兆祥按】

患儿5岁，患痫病4年。由于内饮停滞，痰液互阻，因而堵塞神明，而患痫病。需宣痹、化痰、消滞而通神明，以药面方徐服，效佳。

痫病

——痰阻脑窍案

【病例】

白某，男，15岁。1975年9月20日，二诊。

其患痫病数年，初诊服药后，最近又复发一次，发作后无头晕，无迷睡，精神较好，舌苔薄，左脉略数、右脉细滑。病情减轻。再以前方加减，继续服用。

天麻12g，陈胆星10g，旋覆花10g，远志12g，牡丹皮15g，钩藤18g（后下），僵蚕10g，煅礞石30g，丹参15g，天竺黄15g，赤芍15g，白芍15g，白蒺藜15g，石菖蒲10g，煅磁石30g，明矾12g，硼砂10g，郁金12g，川贝母30g，枸杞子30g，生地黄30g，沉香6g，炒六曲30g，首乌藤30g，琥珀10g，云苓30g，半夏18g。

共研细末，每晚服4.5g。

【吴兆祥按】

该患者15岁，患痫病数年，初诊服药后，最近又复发一次，发作后无头晕，无迷睡，精神较好，再配药末继续服用，自能日渐恢复。

自汗盗汗

——心脾不足案

【病例】

黄某，男，10岁。1975年2月19日，初诊。

患者自幼患软骨症，易感冒，易出汗，盗汗尤多，咳嗽，夜夜吐白痰，胃纳少，大便干，脘腹阵痛，夜寐不安。舌尖绛、有红刺、苔薄，脉细弦滑虚大。

自汗属气虚，盗汗属阴虚。此为心脾不足，气阴两虚，卫气不固，肺易受邪，而肃降失职。治以养心健脾、益气养阴、固卫肃肺之剂。

炒川柏3g，远志6g，旋覆花3g，白芍6g，石斛6g，当归6g，五味子4.5g，木香3g，炒酸枣仁6g，炒麦芽12g，炙甘草3g，麻黄根6g。5～10剂，每晚服1次，2天服1剂。

1975年3月5日，二诊。

患者服药后，汗泄渐少，胃纳日增，未作腹痛，夜间手足发热，时有干咳，夜寐安，舌苔厚，脉细弦滑数。再以前法出入。

生黄芪10g，浮小麦15g，炒知母3g，炒黄柏3g，川贝母6g，沙参15g，麦冬10g，地骨皮6g，五味子3g，白芍6g，生龙骨10g，生牡蛎10g，远志6g，炒谷芽10g，炒麦芽10g，麻黄根4.5g，桑叶6g，牡丹皮6g，炒川柏3g，旋覆花3g，石斛6g，当归6g，木香3g，炒酸枣仁6g，炙甘草3g。5～10剂，每晚服1煎。

1975年5月15日，三诊。

患者自汗盗汗均减，腹痛已止，胃纳、二便均好，白睛微红，舌起红刺，苔薄，脉弦滑。脾胃之气已复，肺有浮火，再以前法加减，以善其后。

桑叶6g，白蒺藜10g，生白术6g，炒三仙各12g，菊花6g，浮小麦15g，石斛6g，丹参10g，赤芍6g，白芍6g，滑石10g，远志4.5g，地骨皮10g，生甘草3g，川贝母6g，南沙参10g。5剂，每晚服1煎。

养阴清肺膏2瓶，每晚服10g。

【吴兆祥按】

患者自汗属气虚，盗汗属阴虚。气阴两虚，心脾津液不足，影响胃纳，且肺有虚火，病甚复杂，以益气固表、养阴和胃之剂治疗，患者前后服药20余剂，诸恙全消，恢复健康。

头痛

——先天不足，脑力衰弱案

【病例】

胡某，男，12岁。1973年6月18日，初诊。

两太阳穴与后脑时痛，胃纳不佳，舌苔薄白，左脉细弦、右脉略滑。

此属先后天失调，脑力衰弱，拟以胃肾同治。

佩兰6g，熟地黄10g，焦三仙各15g，山药15g，白芍6g，牡丹皮6g，云苓15g，煅磁石15g，当归10g，枸杞子10g，何首乌15g，白蒺藜15g，鸡内金10g，远志10g，五味子6g，木香6g。5剂，2天1剂，每晚服1煎。

嘱患者忌食生冷、油腻难消化之物。

1973年8月8日，二诊。

患者服药后诸症好转，再照方服10剂。

1973年9月6日，三诊。

患者头痛大减，脑力也有好转，胃纳渐增，舌苔薄白，脉细弦数。患者先后天不足，所以脑力也弱，再以原法加减，配丸药长服，以期恢复。

熟地黄30g，山药30g，煅牡蛎30g，焦三仙各60g，鸡血藤30g，枸杞子30g，云苓30g，五味子15g，白蒺藜30g，麦冬18g，川芎15g，白芍18g，煅磁石30g，何首乌30g，远志15g，丹参15g，甘草15g，紫河车60g，太子参30g，鸡内金15g。共研细末，制水丸，每日早、晚各服4.5g。

【吴兆祥按】

患者12岁，经常后脑与两侧太阳穴疼痛，学习记忆力不佳，胃纳少，舌苔薄，脉细弦较弱。由于先后天不足，所以体质、脑力均发育不好。先以胃肾同治之法治之，服药后有好转，此后配制丸药长服，加以身体的锻炼，日久则恢复如常。

发热

——肺热案

【病例】

曹某，女，4岁。1973年7月10日，初诊。

患儿咳喘、咳痰数日，昨天发热39℃，大便通而不畅，舌苔薄白，脉弦滑数。

由于肺有郁热，故拟以麻杏甘石汤加味治疗。

麻黄1.5g，苦桔梗6g，瓜蒌12g，枇杷叶12g，前胡4.5g，旋覆花6g，焦谷芽10g，焦麦芽10g，生石膏12g，杏仁6g，海浮石10g，酒大黄3g，生甘草1.5g，厚朴4.5g，苏子6g，芦根18g，忍冬藤12g，桑皮6g。2剂。

1973年10月9日，二诊。

患儿身热虽退，咳喘渐轻，有痰，气促，胃不思纳，大便滞下，舌苔薄，脉细弦略数。再以肺胃同治。

前胡4.5g，杏仁泥6g，旋覆花6g，酒大黄4.5g，苏子6g，苦桔梗4.5g，焦麦芽12g，焦谷芽12g，桑皮6g，莱菔子10g，枇杷叶10g，瓜蒌12g，忍冬藤10g，白茅根12g，芦根12g，赤芍6g，木香3g，尾连3g。3剂。

配服小儿保元丹，10丸，每日1丸。

发热

——风温夹滞，肺胃失肃案

【病例】

张某，男，3岁。1964年1月25日，初诊。

患者高热1周不退，体温39℃，咳喘，呕吐食水，大便二日未行，夜不能眠，舌苔黄腻，脉弦数。在某医院行血常规检查示白细胞计数低于正常值，诊为肺炎、病毒性支气管炎，经西医治疗无效。

此属肺胃蕴热，饮滞互阻，以致高热不退，治以宣肃清热、化滞通腑。

麻黄1.5g，苏子6g，生石膏10g，焦三仙各10g，前胡6g，苦桔梗4.5g，瓜蒌皮10g，竹茹6g，杏仁6g，炒枳实6g，厚朴4.5g，炙桑皮6g，鲜芦根15g，焦黄芩4.5g，生甘草1g。1剂，水煎服。

另予玉枢丹0.3g研末，分4次先服。

1964年1月27日，二诊。

患者服药后身热已退，咳嗽气粗。舌苔渐化，脉弦数。再以清肺化痰止嗽。

麻黄1g，苏子1.5g，生石膏10g，炙白前3g，前胡1.5g，黄芩1.5g，川贝母4.5g，炒枳壳1.5g，杏仁3g，炒知母3g。

金衣抱龙丸1丸，分2次化服。

【吴兆祥按】

本案为病毒性肺炎初期，患者患病1周，服用西药不效。此病在中医辨证施治中属于风温夹滞、肺胃失肃之证。高热不退者，乃因肺有蕴热而喘咳，胃气不降而呕吐，以致表里互阻，病不得解。用中药麻杏甘石汤以开肺清热；用厚朴、炒枳实、焦三仙以调胃化滞；佐以玉枢丹止呕降逆。一药之后，身热已退，病愈大半。再以清肺化痰，即得痊愈。

发热

——痰热壅肺案之一

【病例1】

张某，男，1岁半。1962年8月15日，初诊。

患儿高热40℃左右，病已4天，咳嗽，呕吐食水，呼吸气促，不思饮食，大便干，小溲黄，舌红，脉数。

此属痰热饮滞互阻肺胃，表里不解。治以宣化肺胃、清热通腑之法。

前胡3g，桃仁6g，杏仁6g，瓜蒌皮10g，炙桑皮6g，苏子6g，炒枳实6g，竹茹6g，焦谷芽12g，焦麦芽12g，莱菔子6g，苦桔梗3g，大腹皮10g，六一散12g，酒军3g，通草3g。1剂。

1962年8月16日，二诊。

服药后身热渐退，大便已通，仍有咳嗽口渴，再以前方加减。

前胡3g，鲜芦根12g，滑石块10g，厚朴3g，杏仁6g，炒枳壳6g，炙桑皮4.5g，苦桔梗3g，象贝母6g，竹茹4.5g，焦麦芽10g，通草3g。1剂。

1962年8月17日，三诊。

二次服药后，身热已退，面部与胸背透见风疹刺痒，咳嗽，口干，二便均调，舌苔薄，脉细滑。再以清解化毒之法治之。

炙苏子6g，忍冬藤10g，炒枳壳4.5g，象贝母6g，杏仁6g，赤芍6g，竹茹6g，苦桔梗3g，蝉衣3g，六一散12g，鲜芦根12g，焦麦芽10g。2剂。

发热

——痰热壅肺案之二

【病例】

魏某，女，15岁。1964年1月15日，初诊。

患者高热，体温39℃以上，服西药发热不退，微咳，胃呆，大便三日未见，舌苔腻厚，脉细数。

此属痰积与内热互阻，外感不解，治以表里两解之法。

前胡6g，枳实炭6g，焦三仙各12g，厚朴6g，炙桑皮6g，佩兰6g，大豆卷10g，全瓜蒌15g，苦桔梗4.5g，焦枯（黄）芩6g，杏仁泥10g，莱菔子10g，鲜芦根30g，金银花10g。1剂。

1964年1月16日，二诊。

患者服药后，上午体温正常，下午体温37.6℃左右，尚有微咳，口渴，小便黄，大便已通而干，舌有红刺、苔薄，脉细弦数。表邪渐解，余热不清。再以清解泄热治之。

大豆卷10g，枳壳片4.5g，全瓜蒌12g，焦麦芽12g，前胡6g，苦桔梗3g，酒军4.5g，金银花10g，杏仁泥6g，鲜芦根30g，鲜白茅根30g，厚朴4.5g，连翘10g，莱菔子10g，滑石12g，甘草1.5g。1剂。

1964年1月18日，三诊。

第二次服药后，患者身热已退，胃纳已开，尚有微咳，大便先干后溏，舌苔薄白，脉象细缓。余热已清，积滞亦化，再以调和肺胃之剂巩固疗效。

炙白前4.5g，炒枳壳3g，旋覆花4.5g，杏仁6g，焦三仙各10g，厚朴花3g，炙枇杷叶10g，川贝母6g，陈皮3g。2剂。

【吴兆祥按】

风温病证有夹热、夹湿、夹滞、夹痰的不同。根据中医辨证施治的原则，应以叶天士之卫气营血为辨证治疗为标准。上述三例都是风温发热，虽然兼症不同，但是皆在卫气之间，故虽见高热而绝不能采用营血之剂，以免引邪入里，病随药变，多致不救。

第十一章　其他疾病

自汗、盗汗
——阴阳两虚案

【病例】

李某，女，41岁，西医大夫。1962年10月26日，初诊。

该患者于1957年12月开始出现头晕头痛，失眠，出汗，记忆力减退，阵阵发热，经过中西医治疗，病势愈剧，于1962年10月26日来本院中医门诊求治。症见：头晕，心悸气短，日夜泄汗，失眠，动则气喘咳嗽，呼吸胸痛，自觉气凉，口苦不渴，食欲不振，舌苔白，脉细弦虚数、重按无力。

古人云，自汗属阳虚，盗汗属阴虚。此为心肾不足，肝阳过亢，脾肺同病，阴阳两虚之证，拟以补阳敛阴、强心肾、益肺脾、柔肝之法治疗，以玉屏风散加减为主，再用八味地黄汤、人参养荣汤、生脉散、牡蛎散加减。

人参6g，桂枝3g，杏仁6g，川贝母6g，五味子4.5g，朱茯神10g，朱麦冬10g，法半夏6g，细辛0.6g，生龙骨15g，生牡蛎15g，生白术6g，炒酸枣仁15g，炙甘草3g，浮小麦15g，黄芪10g，白芍12g。

1962年10月31日，二诊。

患者服上方5剂后，精神较好，汗泄之后仍形寒，咳喘渐轻，夜寐不安。脉细弦略数，再以补阳固表、敛汗安神之法治之。

高丽参4.5g，生黄芪10g，炒防风1.5g，生白术10g，桂枝4.5g，五味子6g，焦白芍12g，法半夏6g，朱茯神12g，炒酸枣仁30g，麻黄根10g，朱麦冬6g，煅龙骨15g，煅牡蛎15g，当归6g，浮小麦15g，熟地黄10g。

1962年11月19日，三诊。

患者服上方11剂后，诸恙逐渐减轻，已恢复半日工作。因劳累及停药的关系，虚汗又作，夜寐仍少，心悸气短，喘咳不止，舌苔白腻，脉弦数。再以原法加减。

高丽参3g，生白术10g，五味子6g，生龙骨15g，生牡蛎15g，炒酸枣仁15g，茯神10g，生黄芪15g，山药10g，浮小麦15g，焦建曲6g，炙甘草6g。

1962年12月17日，四诊。

患者服上方14剂后，汗泄与咳喘已减十之七八。恢复工作后，往往过劳时仍有咳喘、白痰、心悸、出汗。舌苔薄白，脉细弦稍数。症状虽然逐渐好转，但阴阳两虚尚未恢复。再以配制丸药徐图善后根治。

高丽参15g，熟地黄15g，朱茯神30g，山药30g，当归15g，天冬30g，麦冬30g，生黄芪60g，五味子15g，炒白术30g，炒白芍15g，炒酸枣仁60g，肉桂心6g，沙苑子15g，枸杞子15g，山茱萸15g，川贝母15g，煅龙骨45g，煅牡蛎45g，紫菀15g，甘草12g，法半夏15g，炒远志15g。共研细末，炼蜜为丸，每丸10g，早、晚各服1丸。

【吴兆祥按】

古人云：汗为心之液。而肾主五液，故汗出之证多由心肾两虚所致。所以有自汗属阳虚、盗汗属阴虚的说法。此例已患病5年，常泄虚汗，不但心肾两虚，又因肾气上凌，肺受其制，肝脾两悖，以致五脏俱病，表现为不同的症状，如自汗过多为阳虚，盗汗脉数为阴虚，心悸失眠为心虚，苔白便溏为脾虚，咳喘胸痛为肺虚，以及头晕口苦为肝阳上逆，喘息神衰为肾亏之象。该患者属于阴阳两虚，阳虚更甚。因此，拟以补阳敛阴、强心肾、益肺脾，佐以柔肝之剂，方选玉屏风散、生脉散、牡蛎散、八味地黄汤、人参养荣汤等加减，灵活运用，结果收到了满意的疗效。

自汗、盗汗

——心肾两虚案

【病例】

刘某，男，47岁。1975年3月12日，初诊。

患者自汗盗汗10年，白天动则汗泄形寒，夜内腰以下汗多且凉痛，胃纳尚可，大便偏溏，舌苔薄，脉左部细弱、右细弦濡。

此属阴阳两虚，心肾亏损，脾气亦弱，继续服用丸药，徐图根治。

生黄芪30g，云苓15g，熟地黄18g，浮小麦30g，金樱子10g，炒白术15g，山药30g，附片10g，五倍子10g，菟丝子12g，桂枝10g，五味子12g，党参15g，鹿角胶12g，枸杞子15g，炙甘草

10g，杜仲15g，煅龙骨30g，煅牡蛎30g。5～10剂。

金匮肾气丸20丸，早服2丸。

人参健脾丸20丸，晚服2丸。

自汗盗汗、月经过多

——经络失调，营卫已虚案

【病例】

龚某，女，43岁。1974年12月27日，初诊。

患者于1971年冬季产后受寒，胸肋掣背作痛，夜间汗泄后形寒，咳嗽，吐白痰，胃纳少，夜寐欠佳，治疗2年未愈。月经持续7天，色紫红，量较多。舌苔薄，脉细弦濡，左部较数。

此属产后胸痹，胸阳受痹，经络失调，营卫已虚。拟以玉屏风散加味，以观变化。

生黄芪18g，桂枝10g，生龙骨15g，生牡蛎15g，橘红6g，生白术10g，薤白6g，浮小麦30g，银柴胡6g，炒防风3g，法半夏10g，当归10g，云苓12g，地骨皮10g，白芍10g，五味子6g，炙甘草10g。7剂，每晚服1次。

1975年1月23日，二诊。

患者服药7剂，出汗已减十之七八成，易患感冒，先寒后热，汗少，但胸肋引及少腹掣痛不已，胃纳渐多，夜寐好转。正值经期，经量多。再以前法佐以养血止痛之味。

生黄芪30g，云苓15g，炒白芍12g，生龙骨30g（布包），生牡蛎30g（布包），鹿角胶10g，炒白术15g，当归15g，五味子15g，五倍子10g，炙甘草10g，桂枝10g，熟地黄15g，浮小麦30g，地骨皮12g，阿胶10g（后下），薤白6g，枸杞子12g，糯稻根15g。5～10剂，每晚服1次。

1975年3月7日，三诊。

患者服上药20剂后，胸背肋痛减轻，盗汗大减，动则自汗不已，口干思饮，咽关午后干痛，大便每早一次。月经提前，经量多，色紫。夜寐不佳。舌绛苔薄，脉细弦数，虚大。汗出太多，伤及气血，荣卫不固，神志也弱。再以益气养血、固经安神之法治之。

生黄芪30g，生白术15g，炒白芍12g，浮小麦30g，五倍子6g，太子参30g，当归12g，五味子12g，地骨皮12g，鹿角胶10g（后下），桂枝10g，熟地黄15g，石斛12g，山药30g，阿胶10g（后下），天冬10g，麦冬10g，煅龙骨15g（布包），煅牡蛎15g（布包），枸杞子12g，炒枣仁15g，炙甘草10g，云苓15g。5～10剂，每晚服1次。

另配养阴清肺膏3瓶，每晚服15g。

【吴兆祥按】

该女性患者43岁，自汗盗汗，月经量多，以玉屏风散治自汗后形寒，养阴清肺丸敛阴治盗汗、咽干，又用补益下元之剂固经。根据以上三法，从中加减运用，经过了半年多的治疗，患者共服药四五十剂，病情逐渐平稳。古人云：汗者心之液。出汗太多，心阴受损，治之宜选西洋参，以图强心生津之效。

神经官能症

——脾肾阳虚，肝胃失调案

【病例】

薛某，男，45岁。1973年4月13日，初诊。

该患者1957年曾患急性肝炎、肺结核。今年1月始，其出现脊背寒凉，夜间有时出汗、心悸，胃纳中等，大便时溏，舌苔白厚，脉沉细而濡。

此属脾肾阳虚、肝胃失调、心气虚之证。拟以补气和阳，兼顾肝脾，佐以安神。

生黄芪15g，桂枝10g，山药12g，冬虫夏草10g，生龙骨15g，生牡蛎15g，党参12g，附片10g，补骨脂10g，鹿角片10g，川断12g，炒白术12g，云苓12g，干姜4.5g，焦六曲10g，甘草6g。10剂，每早服1煎，餐前服。

嘱患者忌生冷油腻之物及茶水。

1973年6月19日，二诊。

患者服药后大便量逐渐减少，不成形，夜寐时好时坏，食量每餐三四两，舌苔白腻渐化，两脉沉弦滑，右尺沉涩。脊背在天阴时仍不适。前法见效，再以原法出入，以巩固疗效。

生黄芪18g，法半夏10g，白芍10g，桂枝6g，乌梅炭4.5g，云苓15g，山药12g，浮小麦30g，远志6g，焦六曲10g，炒白术12g，附子6g，生龙骨12g，生牡蛎12g，诃子皮10g，炮姜6g，炙甘草6g，米壳12g。10剂。

1973年7月5日，三诊。

患者大便先干后溏，夜寐困难，肝区时而微痛，舌苔白腻、早起时有浮黄，脉沉弦而弱。再以心脾肾同治。

生黄芪18g，山药18g，炒白芍12g，乌梅炭6g，生龙骨15g，生牡蛎15g，云苓20g，附子6g，桂枝6g，当归10g，焦三仙10g，炒白术12g，甘草10g，诃子皮12g，玉竹12g，远志6g，五味子6g，炒薏苡仁15g，郁金10g。10剂。

1973年9月18日，四诊。

患者大便接近正常，有时两肋不适，夜寐好转，舌苔白滑，脉沉细有根。督脉寒凉已减，虚汗大减。再以前方加减。

生黄芪40g，山药15g，诃子皮12g，焦白芍12g，生龙骨15g，生牡蛎15g，云苓40g，附子10g，肉桂6g，五味子6g，陈皮6g，炒白术12g，炮姜10g，吴茱萸3g，远志6g，炙甘草10g，玄胡6g，泽泻10g，焦六曲10g。10剂。

1974年3月1日，五诊。

患者胃纳、大便、睡眠均近正常，头时酸，两肋时有窜痛，但化验肝功能均正常，左腰偶痛，两脉沉细而缓、尺部无力。病已恢复十之七八。再以丸药徐图恢复。

黄芪90g，炒白术60g，山药90g，吴茱萸10g，煅牡蛎60g，太子参60g，附片30g，煨诃子30g，炒白芍45g，熟地黄120g，云苓90g，炮姜30g，肉桂15g，五味子30g，当归30g，鹿角胶30g，首乌藤60g，杜仲60g，枸杞子30g，焦三仙30g，泽泻30g，白豆蔻15g，甘草30g。共研细末，制水丸，每早服10g。

【吴兆祥按】

该薛姓男性患者，由于脾肾阳虚，肝胃失调而神经衰弱，以补气和阳，兼调肝脾，佐以安神的治法治疗，患者服药四五十剂，病愈大半。最后以丸药徐服，以图恢复。一二年之后，患者来述，其病愈，也恢复了工作。还说，希望在冬季再吃些补养的药丸，以巩固疗效。于是，我照以前的丸药方，又赠送他海龙2条，以配丸药加强补肾之用。

此后，又过去近10年，听他的同事说，现在其身体健康，照常工作（吴中云注）。

闭经、自汗待查
——阴虚血衰、肝脾不和之虚劳案

【病例】

李某，女，23岁。1962年11月29日，初诊。

结婚后，患者2年未来月经，近3个月以来，日晡潮热，汗泄，腰痛，带下多，不渴，纳呆，失眠，手足时麻，舌苔干白，脉象细弦数。

此属阴虚血衰，肝脾不和，营卫失调，为虚劳初期之证，拟以青蒿鳖甲汤加减治疗。

青蒿10g，银柴胡6g，地骨皮10g，鳖甲胶10g，丹参10g，生地黄10g，醋香附10g，生白术10g，赤芍10g，炒酸枣仁12g，生龙骨15g，生牡蛎15g，建曲10g，桑寄生12g。2剂。

1962年12月1日，二诊。

患者服药2剂，未见改善，仍照原方续服3剂，继续观察。

1962年12月8日，三诊。

患者二诊服药后，寒热、汗泄、带下和失眠等症均好转，腹胀，舌苔白厚，脉细数略缓。再以前法加减。

处方：青蒿10g，银柴胡6g，地骨皮10g，鳖甲胶10g，朱茯神12g，生白术10g，赤芍10g，香附米10g，生龙骨15g，生牡蛎15g，炒酸枣仁12g，丹参10g，大腹皮10g，凌霄花10g，木香6g。3剂。

1962年12月17日，四诊。

患者三诊服药后，寒热汗泄、带下等均减，经事于本月10日已来，2天即止，胃纳不佳，腹胀，夜寐不安，舌苔薄白，脉数之象渐缓，再以调理肝脾治之。

党参10g，北沙参10g，银柴胡6g，炒白芍10g，炒白术10g，云苓10g，焦建曲10g，大腹皮10g，香附6g，丹参6g，炒酸枣仁12g，木香4.5g，海螵蛸12g，砂仁2g。3剂。

1962年12月29日，五诊。

患者四诊服药后，胃纳日增，夜寐渐安，腿酸无力，舌尖绛苔白，两脉细缓而弱。病减十之七八，尚未根治，再以调理肝脾，养血调经，以善其后。

另配疏肝平胃丸15包，每早服6g。八珍益母丸30丸，每晚1丸。

【吴兆祥按】

患者特由东北辽宁远道而来求治。经过中医检查和诊断，先予青蒿鳖甲汤加减，共8剂，服药后日晡潮热、虚汗、带下等症均减。同时，2年的闭经之症复行来潮。其余之症，如胃口不开、腹胀、夜寐不安等，再以调理肝脾之剂施治，诸恙亦好转。最后以疏肝平胃丸和八珍益母丸调理善后而归。此例前后仅治疗

1个月，延绵2年多的疾病很快得到了解决。

心痛、自汗待查

——气阴两虚，心肾不足案

【病例】

赵某，女，57岁。1976年1月11日，初诊。

患者心前区窜痛，胸闷气短，阵阵汗出，口渴，胃纳尚可，浮肿，夜寐困难，舌绛苔薄，两脉细弦数。

此属气阴两虚，心肾不足，神志衰弱，故拟方如下：

白人参30g，赤芍20g，白芍20g，女贞子30g，玉竹45g，瓜蒌仁18g，太子参30g，生地黄30g，熟地黄30g，浮小麦60g，五味子30g，炒酸枣仁60g，当归30g，枸杞子30g，丹参30g，麦冬30g，远志20g，何首乌30g，地骨皮30g，秦艽15g，山楂炭30g，佛手15g，煅磁石30g，泽泻20g，云苓30g，炒麦芽45g，煅牡蛎30g，糯稻根30g。共研细末，每次服1钱，早、晚各服1次。

慢性肾小球肾炎

——心肾阴亏案

【病例】

吴某，男，16岁。1976年1月11日，初诊。

其患慢性肾小球肾炎，早起则咽痛，口干，腰酸痛，腿软无力，冷汗出，中午时而心悸，鼻塞，易感冒，舌苔薄，脉细弦数。尿常规检查可见少量蛋白。

此为肝肾阴虚，心气不足，故拟方如下：

生地黄30g，熟地黄30g，牡丹皮20g，板蓝根20g，麦冬30g，炒谷芽30g，炒麦芽30g，山茱萸60g，山药30g，玄参30g，旱莲草30g，云苓30g，枸杞子60g，太子参30g，蛤粉60g，仙鹤草30g，远志18g，煅牡蛎30g，浮小麦60g，生白术30g，五味子30g。共研细末，每次服1钱，每日服3次，早、午、晚各一次。

另配服养阴清肺膏2瓶，每晚服1勺。银翘解毒丸10丸，每晚服1丸。

腹部囊肿
——下焦湿浊案

【病例】

郑某，女，33岁。1978年7月5日，初诊。

患者右腰怕冷，右侧少腹囊肿如鸭蛋大，大便溏，腿肿，气短，白带多，舌苔薄，脉沉细弱。

此为气血不足，下焦湿浊之证。再以前法加减。

黄芪90g，银柴胡18g，土茯苓30g，泽泻30g，乌药18g，党参60g，炒白术30g，炒苍术30g，肉桂18g，川断30g，防己30g，当归30g，附片30g，云苓60g，胡芦巴30g，泽兰叶15g，干姜20g，煅牡蛎60g，木香15g，海藻30g，山药30g，炒薏苡仁30g，莪术15g，陈皮30g。共研细末，水丸如绿豆大，每日早上、下午各服10g，均在食前服。

糖尿病

——阴虚案

【病例】

侯某，男，70岁。1973年10月10日，初诊。

患者有高血压病史，1963年又患糖尿病。口渴，尿多，夜间下肢抽筋，舌绛苔薄，脉弦滑数而大。

此为肺肝肾阴亏，虚阳上越。拟以丸药徐服。

南沙参60g，北沙参60g，女贞子60g，当归30g，五味子30g，太子参30g，麦冬45g，丹参60g，云苓45g，生地黄60g，熟地黄60g，花粉30g，玉竹60g，牡丹皮30g，枸杞子30g，白芍45g，玄参30g，菟丝子60g，肉桂6g。共研细末，制水丸，早、晚各服6g。

【吴兆祥按】

该患者1963年患糖尿病，就诊时患病已10年。舌绛，口渴，尿多，夜间下肢抽筋，脉弦数虚大。此为肺、肝、肾阴亏所致。夜间腿抽筋，是下元亏损、血不养筋的缘故，所以药中重用归、芍，加肉桂，以引血下行。

足趾肿痛

——下元不足案

【病例】

姜某，男，46岁。1973年8月5日，初诊。

患者曾患肠炎，大便泄泻。1966年夏季，右足趾肿痛，通过治疗好转，今年夏季右足趾再次肿痛，经治疗，2月未愈。近来左足趾亦痛，尿黄而少，舌苔薄，脉沉弦滑。过去曾患慢性肠炎，现大便泄泻、有些浮肿。

由于脾胃消化失职，在夏季湿气当令之时影响下焦，湿热流注，至足趾痛。拟以理脾健胃、分化湿热，佐以益气之味。

苏梗10g，炒苍术6g，炒白术6g，牛膝12g，泽泻10g，滑石15g，党参12g，乌药10g，云苓15g，木瓜10g，赤芍12g，鸡血藤12g，生黄芪15g，当归12g，薏苡仁15g，炒槟榔10g，忍冬藤15g，络石藤15g。5剂，均在食前服。

外洗药方：当归尾15g，忍冬藤30g，赤芍15g，伸筋草30g，桂枝15g，独活10g，苏木30g，木瓜30g，透骨草30g，桑枝30g。3剂，每剂加食盐30g，水煎，熏洗足部。

1973年8月28日，二诊。

患者用药后，诸症均渐好转。但恢复上班后，又稍许足肿痛，尿少而黄，大便时溏，苔薄，右尺脉较沉。脾肾不足，下焦湿邪。再以前法治疗，加强外用洗药之力。

党参15g，苏梗10g，炒苍术10g，炒白术10g，云苓40g，泽泻15g，黄芪15g，乌药10g，薏苡仁15g，木瓜12g，鸡血藤12g，当归12g，牛膝12g，络石藤12g，山药40g，肉桂10g，炒槟榔10g，赤芍10g。5剂，每剂服2日，每早、晚服1次，均在食前服。

外洗药方：当归尾15g，独活10g，赤芍12g，桂枝30g，透骨草15g，忍冬藤30g，苏木30g，荆芥10g，桑枝30g，木瓜15g，伸筋草30g，红花12g。每剂加食盐60g，水煎，先熏后洗，每剂连用3天。

【吴兆祥按】

该男性患者46岁，曾患慢性肠炎，大便泄泻。今年夏季双侧足趾肿痛，尿少而黄，舌苔薄，脉弦滑、右尺较沉细。此属久患泄泻，伤及心、脾、肾，下元不足，影响足趾脉络，拟以益气健脾、温化下焦之法治之，其肿自消。

头颅外伤

——脉络瘀血案

【病例】

康某，男，71岁。1974年7月6日，初诊。

本月3日患者头部摔伤，迷睡3天，今日精神有些好转，头晕且痛，已能讲话，左肋部疼痛，小便尚通，大便2日未行，舌苔白厚，脉缓滑。

由于老年摔伤，脑受震动，脉络瘀血，故拟以散瘀安脑、宁神镇痛为治。

天麻15g，当归10g，丹参12g，茯苓12g，首乌藤10g，钩藤12g（后下），赤芍10g，白芍10g，炒酸枣仁10g，桑寄生12g，威灵仙10g，白蒺藜12g，川芎4.5g，鸡血藤12g，磁石15g，牛膝10g，三七末3g（分冲）。2剂。

另配大金不换膏药2帖，外贴痛处。

1974年7月8日，二诊。

患者服药后，头晕减轻，仍觉头沉，今早吐痰带有血丝，左腰肋下仍有疼痛，胃纳、二便均可，舌苔薄，右脉缓滑、左脉较细弱。老年摔伤，伤及脑膜及腰肋各部，尚未恢复。再以活血安脑、镇痛宁神为治。

天麻6g，当归10g，旋覆花6g（布包），首乌藤10g，川断12g，钩藤12g（后下），川芎4.5g，蛤粉12g（布包），牛膝10g，威灵仙10g，白蒺藜12g，赤芍10g，白芍10g，天竺黄10g，桑寄生15g，云苓12g，鸡血藤10g，炒酸枣仁10g（打），白茅根15g，三七末3g（分冲）。2剂。

【吴兆祥按】

该男性患者71岁，由于头部摔伤，脑受震动，以致昏迷，故考虑脑内部还有瘀血，以散瘀宁神、镇痛醒脑为治。肋部疼痛，以大金不换膏药外贴，以助活血化瘀。用药4剂，病即痊愈。

附录一：部分疾病分型证治法 *

一、咳嗽分型证治

附表 1　咳嗽分型证治表

分型	症状	治法	方药	备注
风热咳嗽	恶寒，发热，无汗，咳嗽，喘促，咽痛，舌边红，脉滑数	开痹达邪，清肺化痰	麻杏甘石汤加味：麻黄，生石膏，杏仁，生甘草，荷叶，象贝母，连翘，芦根	轻者用桑菊饮
风寒咳嗽	畏寒，咳嗽，头胀，骨楚，苔白腻，脉浮滑	辛温散邪	麻黄，杏仁，前胡，半夏，陈皮，云苓，枳壳，桔梗，象贝母，甘草	或用金沸草散加减
风痰咳嗽	恶寒，咳嗽，头痛且胀，胸闷泛恶，苔腻，脉浮滑	辛散肺邪而化痰湿	苏叶，荆芥，杏仁，象贝母，前胡，枳实，陈皮，桔梗，半夏，竹茹	
劳风咳嗽	恶风，多汗，咳嗽痰多，身痛，苔白，脉浮弦	益气固表，温阳止汗	玉屏风散合桂枝汤加减：炙黄芪，桂枝，陈皮，防风，白术，白芍，杏仁，炙甘草，紫菀，象贝母，姜，枣	

*吴中云按：大约在1970年，先父吴兆祥按病种总结了一些常见病的分型证治法（多以表格的形式列出，并附有方剂），包括：咳嗽分型证治，喘病分型证治，胃痛分型证治，吐酸、嘈杂分型证治，以及心痛分型证治。

续表

分型	症状	治法	方药	备注
燥热咳嗽	干咳，无痰，鼻燥，咽干，舌红少津，脉小而数	清燥润肺，养阴益气	清燥救肺汤加减：桑叶，石膏，杏仁，甘草，麦冬，沙参，阿胶，枇杷叶，川贝母	症轻者用桑杏汤或清肺化痰汤
痰湿咳嗽	呛咳，痰多，甚则气逆，难于平卧，食少，苔腻，脉左弦右滑	理脾和胃而化痰湿	半夏，陈皮，薏苡仁，苏子，冬瓜子，杏仁，象贝母，款冬花，旋覆花，云苓，枳壳	
心火咳嗽	呛咳，咳痰不爽，喉中如梗，舌黄甘，脉数	滋阴润肺	玄参，麦冬，远志，柏仁，杏仁，玉竹，川贝母，茯神，瓜蒌皮，干芦根，甘草，梨皮	
失血伤阴咳嗽	咳痰不利，手足心热，咽干舌燥，脉细数	益肾柔肝，清养肺气	阿胶，石斛，沙参，杏仁，川贝母，茯神，山药，瓜蒌皮，女贞子，石决明	肺阴虚用生脉散加沙参、玉竹、贝母；若脉寒虚者去麦冬加黄芪、干姜
肺劳咳嗽	久咳，纳少便溏，形肉渐削	肺病及脾，专培中土	党参，云苓，白术，炮姜，诃子肉，山药，橘红，荷叶	
寒痰咳嗽	痰饮内聚，暴寒外来，咳喘大发，不能平卧，怕冷泛恶，苔白，脉浮弦滑	温散痰饮	小青龙汤加减：麻黄，桂枝，附片，干姜，苏子，云苓，半夏，陈皮，杏仁，五味子	

续表

分型	症状	治法	方药	备注
虚喘咳嗽	夜卧则气喘咳嗽，行走更甚，舌光，左脉弦细，右虚数	此肾失相纳，虚火上冲肺经，治以纳气清上	熟地黄，五味子，川贝母，枸杞子，蛤粉，杏仁，茯神，杜仲，牡蛎，补骨脂，山药，核桃仁	

【附方】

1.桑菊饮：桑叶　菊花　杏仁　甘草　桔梗　芦根　连翘　薄荷

2.金沸草散：金沸草　荆芥　前胡　半夏　麻黄　赤芍　甘草（姜枣为引）

3.桑杏汤：桑叶　橘红　沙参　象贝母　香豆豉　梨皮

4.清金化痰汤：黄芩　栀子　桔梗　麦冬　桑皮　贝母　知母　瓜蒌皮　橘红　云苓　甘草

5.生脉散：人参　麦冬　五味子

6.肾气丸：地黄　山药　山茱萸　牡丹皮　泽泻　云苓　附子　桂枝

7.七味都气丸：六味地黄丸加五味子

8.真武汤：茯苓　白芍　白术　附片　生姜

9.黑锡丹（局方）：黑锡　硫黄　肉桂　附子　木香　沉香　破故纸　阳起石　胡芦巴　肉豆蔻　川楝子

10.五皮饮：桑白皮　茯苓皮　陈皮　大腹皮　生姜皮

11.五苓散：桂枝　白术　茯苓　猪苓　泽泻

12.桑白皮汤：桑白皮　半夏　苏子　杏仁　贝母　黄芩　黄

连 栀子；如痰多不能卧，加葶苈子以泻肺逐痰

二、喘病分型证治

附表 2　喘病分型证治表

分型		症状	舌苔	脉象	治法	方药
实喘	偏寒	咳逆气促，痰涎清稀白沫，畏寒喜热，二便如常	薄白或白腻	浮滑略数	祛风散寒宣肺	射干麻黄汤，小青龙汤
	偏热	声高气粗，胸膈满闷，咳痰黄稠，怕热口渴，喜冷或便秘、尿赤	舌质红苔黄腻	弦滑数	清热祛风宣肺	麻杏甘石汤，定喘汤
虚喘	偏阴虚	久病伤阴，形瘦面苍，咽干，咳嗽气短，盗汗虚烦	舌质红少津苔白	脉细或细数	养阴清热化痰	麦门冬汤加减
虚喘	偏气虚	疲惫无神，四肢不温，气怯息短，若不能续	舌胖质淡苔薄白	沉弱无力	益气化痰	六君子汤加杏仁、五味子、川厚朴、干姜，或苏子降气汤加减
偏阴虚		虚火时炎，口干舌燥，内热便结，气逆上冲	舌质红少津苔薄黄	脉数或细数	纳气滋阴	七味都气丸
偏阳虚		四肢倦怠，呼吸浅短，声音低怯，头昏耳鸣，自汗心悸	舌胖质淡苔薄白	虚大无力	温肾益气	金匮肾气丸

【附方】

1.射干麻黄汤：射干　麻黄　细辛　半夏　紫菀　款冬花　五味子　生姜　大枣

2.小青龙汤：麻黄　桂枝　细辛　半夏　干姜　甘草　芍药　五味子

3.麻杏甘石汤：麻黄　杏仁　生石膏　甘草

4.定喘汤：麻黄　桑皮　黄芩　款冬花　半夏　杏仁　苏子　白果　甘草

5.麦门冬汤：麦冬　半夏　人参　甘草　粳米　大枣

6.苏子降气汤：苏子　半夏　前胡　川厚朴　陈皮　甘草　当归　沉香　肉桂

7.七味都气丸：六味地黄丸加五味子

8.金匮肾气丸：六味丸加附子　肉桂　牛膝　车前子

9.六君子汤：党参　云苓　白术　炙甘草　半夏　陈皮

三、胃痛、吐酸、嘈杂分型证治

附表 3　胃痛分型证治表

分型		症状	治法	方药	备注
肝气犯胃	气滞	胃脘胀痛，攻痛连胁，喜按，嗳气多，苔白，脉沉弦	疏肝理气为主	柴胡疏肝汤：柴胡，赤芍，川芎，香附，陈皮，甘草	痛甚，此方可合沉香降气散加减：沉香，砂仁，香附，玄胡，川楝子，炙甘草

续表

分型		症状	治法	方药	备注
肝气犯胃	火郁	痛势急迫,心烦易怒,泛酸嘈杂,口干口苦,舌红苔糙,脉弦数	疏肝泄热为主	化肝煎:陈皮,青皮,白芍,牡丹皮,栀子,泽泻,贝母,左金丸	调肝脾用逍遥散;如肝火伤阴用滋水清肝饮("六味"加归、芍、柴、栀)
	血瘀	痛有定处,拒按,食后更甚,或吐血便黑,舌苔紫,脉涩	实者通络活血,虚者活血止血敛肝为主	实者用失笑散;虚者用调营敛肝饮	痛甚可加香附、乌药;如便黑,加炒白芍、当归、三七;脉细者,可用参、芪、术、炮姜
脾胃虚寒	寒痛	二便清利,手足逆冷,口吐涎沫,胃坠痛,舌苔淡白,脉弦细	温中散寒理气为主	良姜汤或大建中汤	如脉沉细,冷汗时出,气力微弱,可用术、附温之
	虚寒痛	胃痛绵绵,吐清水,喜按,神疲乏力,舌质淡白,脉虚弱	温中益气为主	黄芪建中汤,香砂六君子汤	
	痰饮痛	恶心烦闷,时吐黄水,腹中辘辘有声,此为痰饮	和胃化饮	胃苓汤	脉滑而实,恶心烦闷,吐酸水,阵阵作痛,此为痰积,宜用豁痰安胃饮

续表

分型	症状	治法	方药	备注
肝有郁热	吐酸呕吐,时而饥嘈,食则不舒,肢冷,舌边红苔白中黄,脉弦细		乌梅丸	寒热并投,标本兼顾

附表 4 吐酸、嘈杂分型证治表

分型		症状	治法	方药	备注
吐酸	热证	吐酸兼心烦,咽干口苦,苔黄,脉弦数	泻肝清火	以左金丸为主,或加白螺蛳壳、瓦楞子抑酸和胃	如因外寒诱发,可加苏梗、桂枝之类,以散寒通阳;如夹食中阻,可加神曲、谷芽、麦芽以消导和胃;如泛吐酸水,时时嘈杂,可加煅瓦楞、左金丸以平肝和胃
	寒证	吐酸兼脘闷,嗳气多腐,苔白,脉多弦细	温养脾胃	香砂六君子汤为主方,加吴茱萸;苔厚,加神曲、麦芽;湿浊不化者,加苍术、藿香、佩兰	
嘈杂	胃热	嘈杂兼口渴,喜冷,心烦,苔黄,脉数	和中清热	以温胆汤为主;热蕴者,加黄连、栀子	
	胃寒	嘈杂兼口淡无味,食后脘胀,舌糙,脉虚	健脾和胃	四君子汤加山药、扁豆	

续表

分型		症状	治法	方药	备注
嘈杂	血虚	嘈杂兼面黄唇白，心悸，头眩，舌淡红，脉细	补益心脾	归脾汤	

【附方】

1.柴胡疏肝汤：柴胡　陈皮　川芎　赤芍　枳壳　香附　甘草

2.沉香降气散：沉香　砂仁　炙甘草　香附　玄胡　川楝子（姜汤调服）

3.化肝煎：青皮　陈皮　芍药　牡丹皮　栀子　贝母　泽泻

4.逍遥散：当归　白芍　白术　柴胡　云苓　甘草　薄荷　生姜

5.滋水清肝饮：生地黄　山茱萸　云苓　归身　山药　牡丹皮　泽泻　白芍　柴胡　栀子　大枣

6.失笑散：蒲黄　五灵脂

7.调营敛肝汤：归身　白芍　阿胶　枸杞子　五味子　川芎　酸枣仁　云苓　广陈皮　木香　姜　枣

8.黄芪建中汤：黄芪　桂枝　芍药　甘草　生姜　大枣

9.良附丸：良姜　香附

10.大建中汤：川椒　人参　饴糖　干姜

11.香砂六君子汤：人参　白术　云苓　甘草　半夏　陈皮　木香　砂仁

12.乌梅丸：乌梅　细辛　桂枝　附子　人参　黄柏　干姜

黄连　川椒　当归

13.温胆汤：竹茹　枳实　半夏　橘红　云苓　甘草

14.四君子汤：人参　白术　云苓　甘草

15.归脾汤：人参　黄芪　白术　云苓　炙甘草　当归　桂圆　酸枣仁　远志　姜　枣　木香

16.胃苓汤：苍术　川厚朴　甘草　陈皮　神曲　桂枝　猪苓　泽泻　白术　云苓

17.豁痰安胃散：胆南星　半夏　橘红　香附　滑石　枳壳　青皮　元明粉　苍术　砂仁　云苓　甘草　煅白螺蛳壳

18.高良姜汤：良姜　川厚朴　桂心　生姜　当归

四、心痛分型证治

1.阴虚阳亢型

证候：本型除有胁闷痛外，还可见肝阴虚、肝阳亢的证候，表现为：头晕头痛，目涩舌麻，手足心热，舌质或色赤苔白或薄黄，脉弦或尺、寸较弱。

治法：育阴潜阳，化瘀通络。

方药：瓜蒌薤白半夏汤合天麻钩藤饮加减。

处方：天麻、钩藤、菊花、地龙、茺蔚子、磁石、珍珠母、天冬、黄精、瓜蒌、薤白、黄芩、丹参、红花。

加减：心绞痛重者，加玄胡、郁金，理气定痛；头剧痛者，去磁石加生石膏清热。

2.阴虚型

证候：本型除有胸闷或心前区痛的症状外，还有肾阴虚的证候，表现为：头晕耳鸣，记忆力减退，腰腿酸软，脚跟痛，夜尿频，口干，舌赤苔白或无苔，脉沉细而弦、寸弱或呈革象。

治法：滋阴补肾，化瘀通络。

方药：首乌延寿丹合瓜蒌薤白半夏汤加减。

处方：首乌、女贞子、旱莲草、黑芝麻、桑椹、桑寄生、黄精、忍冬花、瓜蒌、黄芩、郁金、丹参、鸡血藤。

加减：心痛甚者，加玄胡、香附理气定痛。

3.气阴两虚型

证候：胸憋闷或心前区痛，有时夜间憋醒，左肩酸痛或麻，心悸气短，舌质正常或暗紫苔白或苔薄少津，脉沉细而弱。

治法：益气养阴，化瘀通络。

方药：瓜蒌薤白半夏汤合当归补血汤加减。

处方：党参、黄芪、当归、黄精、瓜蒌、薤白、黄芩、丹参、鸡血藤、郁金、玄胡、降香。

注意：本型心绞痛发作较重、较频，故多用理气药。

4.阴阳两虚型

证候：心前区痛或肋骨后闷痛，或痛时向左肩臂放射，胸闷有时呈压榨感，或夜间憋醒，并有面色苍白、倦怠无力、气短心悸、四肢发凉怕冷、口干，舌质紫暗或淡白，苔白或少津，脉细弱或结代。

治法：阴阳两补，化瘀通络。

方药：瓜蒌薤白半夏汤合炙甘草汤加减。

处方：党参、生黄芪、生姜、桂枝、炙甘草、当归、地黄、麦冬、瓜蒌、薤白、丹参、鸡血藤、红花、香附、郁金、玄胡。

5.阳虚型

（1）脾阳虚型

证候：本型除有胸闷或心前区疼痛外，尚有脾阳虚之证候，表现为：腹胀满，矢气多，腹泻，面色萎黄，精神不振，痰多，恶寒，舌质暗紫或淡白，苔白或滑腻，脉微弱或滑。

治法：温阳健脾，化瘀通络。

方药：理中汤合平胃散加减。

处方：党参、白术、干姜、附片、陈皮、半夏、云苓、丹参、鸡血藤、玄胡、炙甘草。

加减：心痛者，可酌加郁金、降香理气定痛。

（2）心阳虚型

证候：心前区剧烈疼痛，发作频繁，面色发青，出汗多，四肢发冷，呈青紫色，舌质紫暗，苔白，脉微弱或结代。

治法：温阳救逆，益气复脉。待阳回脉复，再用活血化瘀药。

方药：四逆汤合保元汤加减。

处方：人参、附片、干姜、肉桂、生黄芪、白术、麦冬、五味子、炙甘草。

【补充说明】

1.上述类型仅为较典型的证候和治法，但从临床上看，可能有很多错综复杂的症情出现，可根据以上类型灵活施治。有的证型中虽未列出活血化瘀药和理气药，但可根据病情选用。

2.本病之治疗主要应掌握两点：一是补，一是通。因本病属于虚证，故用补剂，偏阴虚者应滋阴，偏阳虚者应温阳，表现涩滞不畅之证候者应用通剂；气滞宜调，瘀血宜逐，痰阻应豁其痰。在运用上互相结合，务使其滋而不腻，温而不燥，通而不伤其正。并根据病人个体强弱、素质状况，可通补兼施，亦可先通后补，或先补再通，或交替使用。

3.前述阳气虚微者，如阳虚型及阴阳两虚型，均用温阳药。因阳主清轻，能使气机通畅；阴主凝敛，而使气滞血涩。阳虚时，阴气乘之，引起痹寒疼痛，故此二型应使用温阳逐瘀之剂，使其气机通畅，瘀浊得逐，则病势可缓。

4.若见舌质紫暗者，在用活血化瘀理气之剂时，应重用活血逐瘀药。

5.前述活血逐瘀通络和芳香理气开窍药，均是较常用的药物，在临床中还可选用下列药物：三棱、莪术、藏红花、赤芍、苏木、虻虫、水蛭、䗪虫、乳香、没药、檀香、荜拨、良姜、丁香、木香、沉香、细辛、甘松、石菖蒲等药，与上述各方配合应用。

6.若女性患者兼见月经失调，应结合调经。

附录二：我对先师的回忆

在施今墨老师100周年诞辰的时候，我的心情很激动。因为正是老师精湛的医术挽救了我，也正是老师为中医学发扬光大、为创立中医学和西医学相结合的新医学而奋斗的精神，鼓励了我为中医事业工作了近50年。

回想起来，那是1924年，我在英文夜校里学习时，因学习紧张、用脑过度而患病，结果由于误治，头痛甚剧，狂躁不安，几乎丧命。后经慢慢调养，有所恢复，但脑力减退，看5分钟报纸即满面红胀、头晕心慌、夜不能寐。当我正为病痛愁闷不堪之时，看到以施今墨为院长的华北国医学院招生的消息，决心前去请施院长治疗，同时报考学医。

当我见到施院长，说明了来意，施院长很表同情，以温和的态度向我询问病情。我便将一年多来患病的情况说了一遍。施院长听后，详细地为我诊脉、查看，精心辨证，开了处方。我至今还记得施院长当时开的处方：

西洋参三钱，紫贝齿一两，紫石英一两，生白芍一两，龟甲二两，生龙骨一两，生牡蛎一两，生地黄五钱，玄参四钱，麦冬五钱，茯神五钱，柏子仁四钱，牛膝五钱，丹参五钱，甘草三钱。10剂，水煎服，每晚服1煎。

当我服完上药后，诸症大为减轻，又请施院长复诊。他耐心地为我分析症状，说肾元不固，虚阳上越则见足凉之症，心阴亏便出现头晕面赤等症。继而在原方基础上又加上生杜仲一两，枸杞子五钱，首乌藤一两，并嘱再服10剂。同时鼓励我树立信心，配合治疗，争取早日痊愈，还希望我能为继承和发展中医学做出努力。在施院长的精心治疗下，我完全恢复了健康，以充沛的精力开始了华北国医学院4年的学习生活。

在学习期间，每当我亲耳聆听施院长的教诲，都更深刻地认清老师创办华北国医学院的目的：使中医走上一条发展进步的光明大道。正因如此，学校既开设了中医学各门功课，又讲授西医生理、病理等知识，从而为中西医结合打下了理论基础。正如老师殷切教导我们的，要本着中医之理论，加以科学之探讨，务使学归实用，不相枘凿。在学习中，老师科学严谨的治学态度、为人民服务的精神和对医术精益求精的追求，使我受益终身。而老师对学生们的深切期望，也令我至今记忆犹新："于工作之暇努力读书，追琢益精，负医人之重，愿勤操作，宜戒轻谈。对中医学，以科学方法阐明之、沟通之、整理而辑述之。若者可用者用之，若者可弃者弃之，是非得失，详慎审定。"

毕业至今的四五十年中，我遵循老师的教导，努力工作和学习，为人民的卫生保健事业做了一些应做的工作，也积累了一些临床经验。时至今日，我已86岁，无力将这些东西总结整理，只凭自己的印象回忆，将我运用老师学术思想于临床诊治中的一例写出，谈谈我的心得。

这是我在同仁医院工作期间曾经治疗的一例慢性胆囊炎病例。

病例： 高某，男，40余岁，干部。此患者经西医诊断为慢性胆囊炎，重度神经衰弱，病近10年，经多种治疗不愈，且病渐日进。而后，医生动员其手术治疗，但是患者坚持不动手术。其于1958年7月来中医门诊，当时患者除具有慢性胆囊炎一般症状外，还有午后低热、大便后下血、消瘦无力、失眠等，呈重病容，脉细弦数，舌质微绛。我根据其脉证，经研究分析，认为其心肾亏损，肝胆蕴热交阻，脾失运化，伤及血络，致神志衰弱。

我运用中医辨证施治，拟定了三步治疗方案。

第一步，用逍遥散和人参归脾汤加减，经4个多月治疗，其低热及便后下血虽止，但肝胆余热未清。

此时转入第二步，在巩固上期疗效的基础上，再以金匮肾气丸以补肾，用吉林人参以补益心脾，又经4个多月治疗，病情进一步好转。

继而进入第三步，在巩固疗效的同时，补督脉、强心脏、固神志，以恢复身体的正常机能。方药组成：

老山人参二两，三肾粉二十瓶，银柴胡五钱，当归一两，熟地黄一两，炒吴茱萸三钱，炒川连二钱，赤芍一两，白芍一两，炒杜仲一两，炒黄芩五钱，金钱草二两，川楝子五钱，茯神一两，炒白术一两，牡丹皮五钱，山药一两，何首乌一两，牛膝五钱，炒酸枣仁一两，五味子四钱，砂仁二钱，炙甘草一两。以上各药共研细末，炼蜜为丸，每丸三钱重，每日早、晚各服1丸，白开水送下。

患者服完1料后，精神日振，睡眠安定，脑力日充。继服第二料后，一切均恢复正常。1年后复查无异常。

我在此例的治疗过程中，始终本着老师的"精确辨证、灵活变通地运用治疗法则，以求治本"的思想来指导施治，从而取得了成功。此病例经过同仁医院科研小组检查鉴定，认为是中医药在治疗综合性慢性重症方面成功的一例，故此列入科研组整理的档案中。

由于我年龄已大，加之身体多病，虽有迫切整理运用老师学术思想与实践中的经验体会的愿望，但力不从心，只凭我的记忆写在这里，以供参考，并候领导和同学们的教正。

我这几十年来在临床工作中的点滴成绩，都是在先师的启发、教诲下奠定基础，而后逐渐有所收获的。今后，我力争用有生之年为中医事业教育培养后人，以实际行动向先师学习，将他为中医学的发扬光大而奋斗终身的精神和学术思想相继于后，以求得中医学向现代化迈进。

附诗一首纪念先师百年诞辰：

祖国医学感云天，先师阐教几十年。
中西汇通早倡导，救死扶伤犹华扁。
百周今朝齐相聚，讴歌丰碑在人间。
神州桃李千秋颂，天长地久万古传。

门生吴兆祥鞠躬
1981年4月

后记

先父吴兆祥生前，一直有总结整理自己医疗经验的殷切愿望，曾两次亲自整理医案。第一次是1962～1964年，整理的是20世纪60年代初在北京同仁医院中医科应诊时的医案，共总结了15篇具有典型意义的医案，并附治疗体会与心得，其中1篇遗失，保存下来的14篇都收入到本书中。第二次是1981～1984年，整理的是20世纪70年代初至80年代初的医案，这是他退休后在街道"红医站"和在家为邻里亲友诊病时的处方。先父精选出数十个案例，并写下了按语。

父亲去世后，为完成他的遗愿，我承担起进一步整理先父医案的使命。我曾整理了先父的数篇医案，发表于《中医文献杂志》等期刊，后被收入《名中医治病绝招》等多部书籍中，产生了一定的影响。有几篇医案后来还在网络上被广泛转载，拥有众多读者。

汇编整理这部《吴兆祥医案》时，以先父亲自总结、精选的医案为本书的主体，补充了部分医案，按病种进行了分类，并在整理中做了必要的文字修订。将分散的医案整理成书，并逐字逐句进行文字润色，工作量还是很大的。但为了实现先父的遗愿，我所付出的辛劳都是值得的。期望先父的医疗经验能为中医临床医生提供借鉴与参考，进而造福于患者，并为中医学的发扬光大做出一份贡献。

　　2015年是先父诞辰120周年，谨以这部《吴兆祥医案》表达对先父的纪念。

吴中云

2015年10月